外科疾病处方快捷通

主　编　曾　莉（南京中医药大学）
　　　　凌立君（南京医科大学）
主　审　陈涤平

东南大学出版社
SOUTHEAST UNIVERSITY PRESS
·南京·

图书在版编目(CIP)数据

外科疾病处方快捷通/曾莉,凌立君主编. --南京:
东南大学出版社,2012.12

ISBN 978-7-5641-3934-6

Ⅰ.①外… Ⅱ.①曾…②凌… Ⅲ.①中医外科—处
方—汇编 Ⅳ.①R289.5

中国版本图书馆 CIP 数据核字(2012)第 281558 号

外科疾病处方快捷通

出版发行:东南大学出版社

出 版 人:江建中

社　　址:江苏省南京市四牌楼 2 号(210096)

经　　销:全国各地新华书店

网　　址:http://www.seupress.com

邮　　箱:press@seupress.com

印　　刷:南京玉河印刷厂

版　　次:2012 年 12 月第 1 版　2012 年 12 月第 1 次印刷

开　　本:889 毫米×1194 毫米　1/32

印　　张:7.75

字　　数:180 千

书　　号:ISBN 978-7-5641-3934-6

定　　价:22.00 元

编委会成员

主　编　曾　莉　南京中医药大学

　　　　凌立君　南京医科大学

副主编　钱海华　江苏省中医院

　　　　冯全服　先声药业

　　　　竺　平　南京中医药大学

　　　　李文林　南京中医药大学

　　　　徐　萍　南京中医药大学

编　者　陈德轩　南京中医药大学

　　　　周　君　南京中医药大学

　　　　邹浩生　江苏省中医院

　　　　朱春晖　江苏省第二中医院

　　　　郭小红　南京市中医院

　　　　贡钰霞　南京中医药大学

　　　　胡英同　江苏省第二中医院

　　　　崔立兵　兴化市中医院

　　　　张　云　南京中医药大学

　　　　毕　蕾　南京中医药大学

　　　　卞尧尧　南京中医药大学

　　　　胡玉峰　南京中医药大学

　　　　颜　帅　南京中医药大学

　　　　杨　斓　南京中医药大学

　　　　杨　欢　南京中医药大学

编 写 说 明

　　《外科疾病处方快捷通》是为中医院校广大的大学生、研究生以及自学成材的中医爱好者编撰的丛书，意在促进初入杏林之人快速掌握临证处方方法技巧，规范化地使用处方。

　　全书包括了疮疡病证、乳房病证、瘿病证、皮肤及性传播病证、肛门直肠病证、泌尿男性病证、周围血管病证和其他外科疾病等六十多种外科常见疾病。介绍了中医外科常见病证的诊断要点和诊断技巧，对每个病证的证型加以归纳和辨识，提出了治疗原则，在各个证型辨证论治的基础上，详细地阐述了外科疾病临证处方的思路与方法技巧，并结合多年临床实践，阐述了临证处方变化，同时介绍了每个病证的预后、转归。

　　《外科疾病处方快捷通》对于学习中可能碰到的疑点、难点作了精辟的阐述，内容引证古今、旁征博引，与"教材"和各类"习题集"既有一定的联系又有明显的区别，有助于深化对中医外科疾病的认识，并能提高临床处理能力。全书注重理论与实践的统一，强调外科作为临床学科的特点，针对外科临床的实际问题进行探讨，指导读者理解如何应用中医学理论知识和实践经验，去认识和处理好外科临床的各种实际问题。

　　由于编者水平有限，时间仓促，错误和遗漏在所难免，恳请广大读者批评指正。

《外科疾病处方快捷通》编委会

二〇一二年十月

目　　录

外科疾病处方快捷通

第一章 疮疡病证

第一节 疖

疖是指单个毛囊及其所属皮脂腺的急性化脓性感染,常扩展到皮下组织。本病多因感受夏秋季节暑湿热毒而生,或因先患暑痱,复因搔抓,破伤染毒而成;亦可因脏腑热毒内蕴所致。其临床特点是:肿块色红,灼热,疼痛,范围多较局限;出脓后多能较快痊愈。其基本证型为热毒蕴结证。治疗以清热解毒为主。相当于西医的疖、皮肤脓肿。头部疖肿可因治疗或护理不当而形成"头皮毛囊穿凿性脓肿";疖如反复发作、日久不愈,则为"疖病"。

【诊断】

一、诊断要点

1. 好发于头面、颈、臂、臀等部位。

2. 局部皮肤红肿疼痛,皮损为疼痛色红的圆锥形结节,3～5日化脓,出脓即愈。可伴发热、恶寒、口干、便秘、小便黄等症状。

3. 蝼蛄疖好发于儿童头部。临床上可见两种类型。一种以疮形肿势小,但根脚坚硬,溃脓后脓出而坚硬不退,疮口愈合后,过段时期还会复发,常一处未愈,他处又生。另一种疮大如梅李,相连三五枚,溃后脓出而疮口不敛,日久头皮窜空,如蝼蛄窜穴之状。

4. 好发于青壮年和皮脂腺代谢旺盛者,或抵抗力差、营养不良的小儿,或糖尿病患者。疖肿散在全身,或在颈、背、臀部反复发作,此起彼伏,缠绵难愈。

二、诊断技巧

疖为单个毛囊或皮脂腺的急性化脓性感染。暑疖好发于夏秋季节,常单个发生,一般没有全身症状;蝼蛄疖常为少儿头皮疖肿失治误治或挤压碰撞所致,头皮窜空如蝼蛄窜穴状,可损害颅骨,多难治;疖病好发于肥胖脾虚之人或糖尿病患者,多见于发际或臀部,多个疖散在发生。

三、鉴别诊断

1. 痈　常为单个发生;肿势范围较大,局部顶高色赤,表皮紧张光亮;有明显的全身症状。

2. 颜面部疔疮　初起为粟粒样脓头,根脚深,肿势散漫;出脓较晚而有脓栓;大多数患者初起即有全身症状。

3. 有头疽　红肿范围多在 9~12 cm 以上,有多个粟粒状脓头;溃后状如蜂窝;有较重的全身症状;病程较长。

【证型】

一、辨证分型

按病程发展常分为三个证型:

按中医辨证,发于夏秋季节,好发于头面、颈、背、臀部,单个或多个成片,疖肿红、热、胀、痛,抓破流脓水;伴心烦、胸闷,口苦咽干、便秘,溲赤等;舌红,苔黄而腻,脉滑数,是暑热浸淫。轻者疖肿只有 1~2 个,也可散发全身,或簇集一处,或此愈彼起;伴发热,口渴,溲赤,便秘;舌红,苔黄,脉数,是热毒蕴结。疖肿散发于全身各处,此愈彼起,不断发生,疖肿较大,易转变成有头疽,疖肿颜色暗红,脓水稀少;常伴低热,烦躁口渴,或乏力肢软;舌质红,苔薄黄,脉细数,是体虚毒恋。

二、证型辨识

1. 本病是以色红疼痛的圆锥形结节,肿势局限,脓出即愈或疖肿此愈彼起,日久不愈为主证的化脓性疾患。发病与暑、湿、热毒、正虚关系密切。

2. 患疖后若处理不当,疮口过小,引起脓毒潴留,或因搔抓染毒,致脓毒旁窜,在头顶皮薄处易蔓延、窜空而成蝼蛄疖,此时多形成正虚毒恋证。

3. 消渴病、习惯性便秘等阴虚内热者,生疖后往往因皮毛不固,外邪侵袭肌肤发生皮肤散在多发疖肿致生疖病,如发际疮或坐板疮等症。

【辨证要点】

《外科理例》谓:"疖者,初生突起,浮赤无根脚,肿见于皮肤,止阔一二寸,有少疼痛,数日后微软,薄皮剥起,始出青水,后自破脓出。"本病多发于夏秋季节,突起根浅,肿势局限,焮红疼痛,范围多在 3 cm 左右,易肿,易溃,易敛。初起可分为有头、无头两种,一般症状轻而易治,所以俗话说"疖无大小,出脓就好"。但亦有因治疗或护理不当形成"蝼蛄疖",或反复发作、日久不愈的多发性疖病,则不易治愈。辨证上结合局部与全身证候,围绕常证之暑疖与蝼蛄疖、疖病的不同临床特点,不难辨清。

【处方思路与方法技巧】

一、治疗原则

疖的发病与暑、湿、热毒、正虚关系密切,但其基本病机为热毒蕴阻肌肤,故总以清热解毒为基本治则。临床根据其具体发病季节、部位的不同以及患者体质差异,施治又有所区别。发于夏秋季节者,属暑热浸淫,惟解暑热才是正治,但暑必夹湿,需兼清暑化湿,暑热又易伤气,尤其是患者为小儿、老人、新产妇人,常气血不足,必须注意顾护气阴。发于体虚者,属体虚毒恋,宜扶正解毒,需兼养阴清热或健脾和胃。对症状轻微的疖,可单纯应用外治法收功。疖外治根据初起、成脓、溃后三期,分别采用箍围束毒消肿、切开引流、祛腐生肌治疗。

二、分证论治

1. 内治

（1）暑湿浸淫证，治宜清暑化湿解毒，方宜清暑汤加味。如热毒盛者，加黄芩、黄连、生山栀清热泻火；小便短赤者，加六一散清热利尿；大便秘结者，加生大黄泻热通腑。

（2）热毒蕴结证，治宜清热解毒，方以五味消毒饮加减。大便干结者，加生大黄泻热通腑；壮热者，加黄连、山栀；小便短赤者，加泽泻、茯苓。

（3）体虚毒恋证，治宜扶正解毒，方用四妙汤加减。阴虚口渴甚者，加天冬、玄参、麦冬养阴生津。如有消渴等病者，应积极治疗原发疾病。

2. 外治　初起，小者用千捶膏盖贴或三黄洗剂外搽，大者用金黄散或玉露散，以银花露或菊花露调成糊状外敷。遍体发疮，破流脓水成片者，用青黛散以麻油调敷。脓成则切开排脓，用九一丹掺太乙膏盖贴。脓尽改用生肌散收口。

【临证处方变化】

1. 发于夏秋季节者多兼夹暑湿，表现出头身困重，疲乏无力，汗出不畅，纳呆、呕恶，舌淡苔黄腻，脉弦滑等暑湿外感证候。其时全身证候明显，当加清暑化湿之品，如藿香、佩兰等。如高热者，可加石膏、生甘草等。同时积极治疗局部病变，如脓成未溃，则及时切开排脓为要。

2. 小儿头皮部疖肿因治疗不当或挤压碰撞导致脓毒旁窜，疖肿相连，疮不敛口，宛若蝼蛄窜穴，或结块迟不化脓，伴神疲乏力，面色无华，舌淡脉虚细者，证属脾虚毒结。治当健脾养血，解毒化瘀。可选方四君子汤合清瘟败毒饮加减。药用党参、云苓、银花、连翘、赤芍、丹皮、当归、淡竹叶、白术、生甘草等。

【预后与转归】

疖属阳证疮疡，具有易肿、易脓、易溃、易敛的特点，预后良

好,但治疗过程中要注意以下几点;

1. 蝼蛄疖在诊断上要注意排除颅骨坏死形成,必要时行 X 线检查。

2. 在治疗上,如出现全身症状,要综合运用内治法则。如兼夹暑湿者,清暑化湿;糖尿病或脾虚便溏者,当养阴健脾;蝼蛄疖日久全身虚弱,当健脾补气养血。

3. 治愈后,应避免再次发生,要注意生活卫生,少食辛辣之品,夏秋季节可食用金银花露、绿豆汁、菊花叶汁;头皮颜面部疖忌挤压碰撞;糖尿病患者积极控制血糖。

第二节 疔

疔是指发病迅速而且危险性较大的急性感染性疾病。多发于颜面和手足等处,其特点是疮形虽小,但根脚坚硬,有如钉钉之状,病情变化迅速,容易造成毒邪走散。本病主要因火热之毒为患;或因恣食膏粱厚味、醇酒辛辣炙煿,脏腑蕴热,火毒结聚所致;或因感受火热之气;或因蚊虫咬伤,抓破皮肤,拔胡须等,复经感染毒邪,蕴蒸肌肤,以致气血凝滞而成。基本证型为热毒蕴结证,辨证应根据发病部位、患者体质、疾病的不同发展阶段而有所侧重。治疗当以清热解毒作为总则。中医疔的范围很广,包括西医的面部疖、痈以及手足部急性化脓性感染、气性坏疽、皮肤炭疽及急性淋巴管炎。

颜面部疔疮

颜面部疔疮是指发生在颜面部的急性化脓性疾病,相当于颜面部疖、痈。其特征是疮形如粟,坚硬根深,状如钉钉之状。该病病情变化迅速,易成走黄危证。

【诊断】

一、诊断要点

1. 皮损发于面部。

2. 红色疼痛性硬结，或红色粟状丘疹，上有脓头。

3. 全身症状较明显，易引起全身化脓性感染。

4. 白细胞计数增高。

二、诊断技巧

此病诊断具有两个要点：① 好发于颜面部，多发于唇、鼻、眉、颧等处，形同有头疖，但根脚深，有脓栓如钉钉之状；② 较早出现全身症状，如发热、恶寒、便秘、溲赤、口干等。

三、鉴别诊断

1. 疖突起根浅，肿势限局，无明显根脚，一般无全身症状。

2. 有头疽初起即有粟粒样脓头，脓头逐渐增多，溃后呈蜂窝状，红肿范围常超过 9～12 cm；多发生于项背部；发展缓慢，病程较长。

3. 疫疔初起皮肤患处为一小片红斑丘疹，痒而不痛，其后周围迅速肿胀，中央呈暗红色或黑色坏死，坏死周围有成群灰绿色小水疱，形如脐凹，很像种的牛痘；并有严重的全身症状；具有传染性；从事畜牧业者发病为多。

【证型】

一、辨证分型

按中医辨证，疮形如粟粒，或痒或麻，可见红肿热痛，肿胀范围 3～6 cm，顶高根深坚硬；伴恶寒发热；舌红，苔黄，脉数，是热毒蕴结。疔肿增大，四周浸润明显，疼痛加剧，出现脓头；伴发热口渴，便秘溲赤；舌红，苔黄，脉数，是火毒炽盛。

二、证型辨识

1. 发病初期，感受火热之邪，热毒蕴于肌肤，以致营卫不和，经络阻隔，气血凝滞；气不通则肿，血不通则痛；火为阳邪，性热而色赤,故皮色红而灼热;毒邪炽盛,与正气相搏,故伴恶寒发热;舌红、苔黄、脉数为热毒蕴结之象。

2. 3～5天后,局部红肿热痛加重,全身发热、恶寒明显,是火毒炽盛,邪热炽张,故肿胀明显,疼痛加剧,脓头出现;热毒内结,耗伤津液,故见口渴、便秘、溲赤;舌红、苔黄、脉数为热象。

【辨证要点】

本病是发生在颜面部的急性化脓性感染,故遵循体表化脓性感染的一般规律,表现为局部的"成形、成脓、溃破"三个阶段,辨证也是根据这三个阶段的局部和全身表现,进行辨证分型。因此,辨证的要点是明确疾病所处的阶段,再审证求因、审因论治即可。

【处方思路与方法技巧】

一、治疗原则

颜面疔疮发病与火毒关系密切。其基本病机为热毒蕴结证。故治疗以清热解毒为大法,临证根据发病部位不同及病变发展不同阶段特征,施治应有所差异。如发于鼻部者,注重清解肺热;发于唇部,注重清解心脾之热。一般而言,疔疮治疗应清不应温,应聚不应散,故谓"疔无散法",即使有表证,解表发散之法亦宜慎重,以防毒气走散。其外治根据初起、成脓、溃后三期,分别采用箍围束毒消肿、切开引流或聚毒拔疗、祛腐生肌治疗。

二、分证论治

1. 内治

(1)热毒蕴结证,治宜清热解毒,方用五味消毒饮加减。若恶寒发热者,加蟾酥丸 3 粒,吞服;毒盛肿甚者,加大青叶,重用黄连。大便秘结者,加生大黄、枳实泻热通腑;口渴甚,加天花粉、鲜芦根。

(2)火毒炽盛证,治宜泻火解毒,方用黄连解毒汤加减。若壮热口渴者,加生石膏、知母清热泻火;痛甚,加乳香、没药;大便秘结,加生大黄、芒硝;不易出脓者,加皂角刺。

2. 外治

(1)初起箍围消肿,用玉露散以金银花露或水调敷,或千捶膏盖贴。

(2)脓成则提脓去腐,用九一丹、八二丹撒于疮顶部,再用玉器膏或千捶膏敷贴。若脓出不畅,用药线引流;若脓已成熟,中央已软,有波动感时,应切开排脓。

(3)脓尽宜生肌收口,用生肌散、太乙膏或红油膏盖贴。

【临证处方变化】

1. 本病是以发于面部的疼痛性红色硬结,易化脓,或粟粒样红色丘疹,上有脓疱为主症的急性化脓性感染。发病与火毒关系密切,故治疗以清热解毒为大法。古谓"疗无散法",即使有表证,解表发散之法亦宜慎重,以防毒气走散。

2. 颜面部疗疮若治疗不当,可致疗毒走散入血,发生全身感染,表现为局部疮形平塌,肿势散漫,皮色紫黯,焮热疼痛;伴高热,头痛,烦渴,呕恶,溲赤;舌红,苔黄腻,脉洪数。治当凉血清热解毒,以犀角地黄汤、黄连解毒汤、五味消毒饮三方合并加减,直折其火,败毒救逆。

【预后与转归】

颜面部疗疮属阳证疮疡,具有发病迅速、全身症状明显、传变快而危险性较大的特点。

1. 在诊断上要注意与一般有头疖相鉴别,有头疖较之相对轻浅。

2. 在治疗上,要重视早期干预,针对全身发热、恶寒的热毒、火毒表现,以清热解毒为主全身用药。外治可以箍围药箍集围聚、收束疮毒,促进集聚而破溃,切忌火灸发散或早期切开,以免疗毒走散而生走黄之变。

3. 有全身症状者宜静卧休息,并减少患部活动。平素少食膏粱厚味、辛辣、鱼腥发物。

第三节 痈

痈是指继发于其他化脓性感染灶,由化脓性细菌侵入淋巴结所引起的急性化脓性疾病。本病多因外伤染毒所致,发于上部者多为外感风温、风热之邪;发于下部者多为感受湿热之邪,或因饮食不节、过食膏粱厚味致脾失健运、湿热内生;发于中部者,多因情志不畅、肝失条达,久则气郁化火而成。上述各种因素,阻于皮肉而成痈肿,热胜肉腐则成脓。痈一般不致损筋伤骨,也不会造成陷证。基本病机为风热湿毒、热盛肉腐、气血耗伤,辨证当根据疾病发展不同阶段的病机特点以及发病部位而有所侧重。治疗常采用疏风清热,行气活血,清热解毒、托毒排脓,补益气血、扶正祛邪等法。痈相当于西医的急性淋巴结炎。

【诊断】

一、诊断要点

1. 起病突然,局部淋巴结突然肿大,初起皮色不变,光软无头,压痛,皮色可逐渐转红,可发展为脓肿。

2. 好发于颈、腋、腹股沟等部位。

3. 伴有全身发热、恶寒等症状。

4. 血常规检查白细胞计数及中性粒细胞增高。

二、诊断技巧

此病诊断具有两个要点:① 好发于颈项、腋下及腹股沟等淋巴结聚集部位;② 出现光软无头、红肿热痛的肿块,结块范围多在 6～9 cm,发病迅速,变化较快,初起常伴有风热外感证候。

三、鉴别诊断

1. 痄腮 多发于腮部,常双侧发病;色白漫肿,酸胀少痛;

不会化脓,7～10天消退;有传染性。

2. **臀核**　本病为慢性颈部淋巴结炎。虽多由头面疮疖、口腔感染等疾病引起,但结核肿形较小,推之活动;一般不会化脓;无全身症状。

【证型】

一、辨证分型

可发于体表的任何部位,常见于颈项、腋下、腹股沟等处。按病程发展常分为三个证型:

按中医辨证,初起患处皮肉之间突然肿胀不适,光软无头,很快形成结块,表皮色红、灼热疼痛,其后肿块逐渐增大,高肿坚硬,伴有恶寒、发热、头痛、恶心,舌红、苔黄腻,脉象洪数,是风热湿毒证。化脓时局部肿势明显,疼痛加剧,痛如鸡啄,按之中软应指,伴全身发热、口渴、头痛,舌红、苔黄,脉数,是热盛肉腐证。破后脓出质稠、色黄白,或夹杂紫红血块。脓得畅泄则肿消痛止,诸症悉减,逐渐收口而愈。若溃后脓出不畅,疮口四周坚肿不消,或脓水稀薄、疮面新肉不生伴精神疲惫,面色萎黄、纳谷不佳,舌淡红、苔薄白,脉细,是气血耗伤证。

二、证型辨识

1. 发病初期,气血为热毒壅塞不通,局部经络阻隔,结块成形,不通则痛;热毒化腐生风,肿块逐渐增大并现皮肤红热,出现全身热毒证候,常为风热湿毒证。

2. 热盛肉腐,肉腐成脓,疼痛加剧,出现痛如鸡啄,局部皮薄光亮,中软应指,全身热盛毒盛,口渴咽干,便结溲赤,苔黄厚腻,脉洪数,常为热盛肉腐证。

3. 切开排脓或自溃后,脓出质稠,畅泄痛止为顺证。若脓水稀薄,疮面新肉不生,伴全身虚羸证候,常为日久气血耗伤证。

【辨证要点】

本病是发生于皮肉之间的急性化脓性疾病,多因外伤染毒所致,发于上部者多因外感风温、风热之邪;发于下部者多因感受湿热之邪,或因饮食不节、过食膏粱厚味致脾失健运、湿热内生;发于中部者,多因情志不畅、肝失条达,久则气郁化火而成。上述各种因素,阻于皮肉而成痈肿,热胜肉腐则成脓。辨证要点是根据发病部位及发病的不同阶段,辨识局部及全身证候,审证求因、审因论治即可。

【处方思路与方法技巧】

一、治疗原则

本病是以局部淋巴结肿大、疼痛为主症的急性化脓性疾患。发病与热、火、湿、气血瘀滞关系最为密切,故治疗以清热、解毒、利湿、和营、消肿为大法,同时根据病程所处阶段及所患部位,分别采用不同的治法。炎症明显可结合使用抗生素,以达到协同治疗的目的。

二、分证论治

1. 内治

(1) 风热湿毒,治宜疏风清热、行气活血;方用仙方活命饮加减。若发于上部,加荆芥、牛蒡子、菊花;发于中部,加龙胆草、黄芩;发于下部,加苍术、黄柏、牛膝。

(2) 热盛肉腐,治宜清热解毒、托毒排脓;方用金银花解毒汤合透脓散加减。若高热不退,加石膏、知母清热泻火;便秘,加生大黄(后下)、瓜蒌仁;口渴,加淡竹叶、鲜生地;痛甚,加炙乳香、炙没药。

(3) 气血耗伤,治宜补益气血、扶正祛邪;方用托里消毒散加减。若气虚明显,加炙黄芪、仙鹤草;血虚明显,加熟地、制首乌;余毒未清,加连翘、山栀;疮周坚肿不消,加炮山甲、浙贝母。

2. 外治

(1) 初期:宜清热消肿,可外敷金黄膏或玉露膏;或用紫花地丁软膏;或用太乙膏掺红灵丹外贴;最常用的是以金黄散、玉露散加凡士林冷开水调成糊状外敷。

（2）成脓期:脓肿成熟时,应在波动感及压痛最明显处及时切开排脓。腋下宜低位切开,以防袋脓发生。

（3）溃破期:用八二丹或九一丹提脓祛腐,并用药线引流,待脓出已尽,仅有黄稠滋水,可改用生肌散收口。如有袋脓现象,可用垫棉法加压包扎或低位切开。

【临证处方变化】

1. 痈可发于体表的任何部位,临证时可结合外科部位辨证,以上、中、下三部辨证加减用药。如发于颈项部位,多兼夹风热痰毒,故颈痈治疗多需加用疏风散热、化痰消肿药物,如牛蒡子、野菊花等可疏风,僵蚕、夏枯草、川贝等则可化痰消肿;而发于中部者需解郁;发于下部者需利湿。

2. 临床上,痈可因过用寒凉药物而致"炎性僵块"发生,此时若因病久全身虚耗,则更难化脓或消散,可根据局部及全身证候采用托法治疗,应用补益气血和透脓药物促使局部瘀滞化脓或邪毒移深就浅,达到化脓破溃或瘀滞消散,经络疏通而病愈的目的。

3. 脐痈可因先天脐尿管或脐肠管未闭而发生,出现脐部湿毒证候,久而发生瘘管、窦道等。可造影证实后控制感染行手术治疗。

【预后与转归】

痈相当于西医的体表浅表脓肿、急性化脓性淋巴结炎。其临床特点是:局部光软无头,红肿疼痛,肿胀范围 6～9 cm,发病迅速,易肿,易敛,多伴有全身症状,预后较佳。根据病位的不同,有颈痈、腋痈、脐痈、胯腹痈和委中毒等。

1. 在诊断上要分清部位,并与相关疾病鉴别。

2. 在治疗上,要重视早期干预,促使壅滞的经络通畅,则可消散而避免化脓或刀针之苦。

3.治愈后，注意预防调摄，以免发生传变而致流注、附骨疽的发生。

第四节　有头疽

有头疽是多个相邻的毛囊及其所属皮脂腺或汗腺的急性化脓性感染，或由多个疔融合而成。本病可因感受风温、湿热之毒，凝聚肌肤而成或因房事不节，劳伤精气，以致肾水亏损，水火不济，阴虚则火热炽盛；或由于平素恣食膏粱厚味，以致脾胃运化失常，湿热火毒内生而致。其基本证型为火毒凝结证，辨证当根据病患部位，病程的不同阶段，所兼夹之邪差异而有所侧重。治疗原则应以清热解毒、流通气血、驱除毒邪为主，并参酌病变所患部位、病程的阶段而分证论治。有头疽相当于西医的痈。

【诊断】

一、诊断要点

1.初起时局部红肿疼痛，界限不清，在中央部表面有多个粟粒状脓栓，破溃后呈蜂窝状。

2.成年人或有糖尿病者多见，常发生在颈项、背部等皮肤坚厚部位。

3.全身症状明显，白细胞计数增高。

二、诊断技巧

此病诊断具有两个要点。① 发病部位多为皮肤坚厚处；② 相邻毛囊相继感染，故初起既有多个脓头呈粟粒状，并相继增多，全身症状严重。

三、鉴别诊断

1. 疖病　小而位浅；无全身明显症状；易脓，易溃，易敛。

2. 脂瘤染毒　患处有结块,或有扩大的毛囊口,可挤出皮脂栓;染毒后红肿多局限;全身症状较轻;溃后脓液中可见豆渣样物质。

【证型】

一、辨证分型

按病程发展常分为四个证型:多见于体虚的糖尿病患者及中老年人,好发于颈、背等皮肤厚韧处;患处红肿,有粟粒样脓头,继则红肿范围扩大,脓头亦相继增多,全身寒热头痛、食欲不振;舌苔薄白或黄,脉象滑数,是邪热壅阻证。疮面渐渐腐烂,形似蜂窝,肿块范围常超过 3 寸,伴高热口渴、便秘、溲赤;舌红苔黄脉数,是热盛腐肉。若疮色紫滞,疮形平塌,根盘散漫,不易化脓,溃出脓水稀少或带血水,疼痛剧烈,腐肉难脱,伴壮热,唇燥口干,大便秘结,小溲短赤;苔黄,质红,脉细数,是毒炽阴虚。若疮色灰暗不泽,疮形平塌散漫,化脓迟缓,腐肉难脱,脓水稀薄,色带灰绿,闷肿胀痛不显,疮口易成空壳,伴发热,大便溏薄,口渴不欲饮,神疲乏力,面色少华;舌质淡红、苔白腻,脉数无力,是气血两亏。

二、证型辨识

从局部辨证,有头疽分为四候:

1. 初期　患处起一肿块,上有粟粒样脓头,肿块渐向四周扩大,脓头增多,色红灼热,高肿疼痛;伴发热恶寒、头痛纳差。为邪热壅阻,病已成形,此一候。

2. 溃脓期　肿块进一步增大,疮面渐渐腐烂,形似蜂窝,肿块范围常超过 10 cm,甚至大于 30 cm;伴壮热、口渴、便秘、溲赤等。为热盛腐肉,此二、三候。

3. 收口期　脓腐渐尽,新肉开始生长,逐渐愈合。为腐去新生,此四候也。

若一、二候见疮色晦暗,脓水稀少,根盘散漫,疼痛剧烈,全身壮热不退,便秘溲赤,为火陷或干陷,毒炽阴虚难化。而末期腐肉难脱,新肉不生,疮面光白,伴有全身虚羸证候,此为气血两亏,或阴阳俱虚,为虚陷之证候。

【辨证要点】

本病是以局部皮肤红肿疼痛,继之出现多个粟粒状脓栓,破溃后呈蜂窝改变为主症的急性化脓性疾病。其特点为:患处先有粟粒样脓头,脓头相继增多,焮热、红肿、疼痛。由于脓液排泄不畅,故根脚散漫,肿块范围常在 10 cm 以上,溃烂之后,状如蜂窝,同时伴有比较严重的全身症状,易生内陷变局。发病与风、温、湿、热、脏腑蕴毒、气血凝滞及阴虚、气血亏虚关系最为密切。临床又根据病程,分为初期、溃脓期、收口期三个阶段。因此,辨证的要点是明确疾病所处的阶段,再审证求因、审因论治即可。

【处方思路与方法技巧】

一、治疗原则

有头疽治疗,应辨明虚实,分证论治,谨防疽毒内陷。积极治疗消渴病,必要时配合西医西药治疗。

二、分证论治

1. 内治

(1)邪热壅阻,治宜清热利湿、和营消肿;方用仙方活命饮加减。若大便干结,加生大黄(后下);小便短赤,加六一散;热毒炽盛,加黄连、板蓝根。

(2)热盛肉腐,治宜清热解毒、托里透脓;方用黄连解毒汤合透脓散加减。大便秘结,加大黄(后下)、枳实。

(3)毒炽阴虚,治宜滋阴生津、清热托毒;方用竹叶黄芪汤加减。若便干,加草决明、玄参、麻仁;壮热,加石膏(先煎)、知母。

(4)气血两亏,治宜补益气血、解毒祛邪;方用托里消毒散加减。若脓出不畅,加炮山甲;纳差,加陈皮、焦三仙。

2. 外治

（1）初起用金黄膏加千捶膏外敷。溃脓期用金黄膏掺八二丹外敷；如脓水稀或灰绿，则改掺七三丹。

（2）若腐肉阻塞，脓液积蓄难出而有波动时，可按疮形大小采用"十"字、双"十"字或平行纵切开术，手术的原则是广泛切开，清除坏死组织，充分引流。

（3）收口期用白玉膏掺生肌散外敷；如疮口腐肉一时不能粘合，可用垫棉法；再无效时，则应采用手术清创。

【临证处方变化】

1. 有头疽为阳证疮疡，一般具备阳热实证的表现。但部分患者可出现阴虚及气血两虚证候，表现出与一般阳热证候不相符的特殊表现，并且容易发生疽毒内陷。要求掌握一般发病规律的同时，还要掌握病情发展的特殊变化。

2. 辨证施治分虚实两大证并四个证型，在辨证这四个证型的时候我们要把它和临床分期联系起来。例如热毒壅阻证，这一主证包括有头疽的初期和溃脓期。因此，在立法和处方时就要考虑这个问题。如症状以初期为主，治以和营清热利湿为主，托毒次之；如症状以溃脓期为主，则应加重托毒透脓的分量。

3. 气血两虚证，既见于糖尿病等本身有气血虚的体质的患者，也见于体质本不虚，有头疽顺证发展而至末期成气血两虚。因此，治疗上不一定出现内陷证候，即顺证患者末期也可用调补法。

【预后与转归】

1. 有头疽先有粟粒样脓头，脓头相继增多，焮热红肿疼痛。由于脓液排泄不畅，故根脚散漫，同时伴有比较严重的全身症状，容易发生变证。

2. 由于本病病程较长，因而疮口皮肤要经常保持清洁，以免发生湿疮。

3. 伴有消渴病者,要积极治疗消渴病。

第五节　流注

　　流注是发于肌肉深部的多发性脓肿。本病总因正气不足、邪毒流窜血络,使经络阻隔、气血凝滞而成;其基本病机为正虚邪凑,邪毒壅滞,气血凝滞而随阻随生。辨证当根据其具体发病季节、部位的不同以及患者体质差异而有所侧重。治疗总宜清热解毒,和营通络之法。相当于西医的脓血症、肌肉深部脓肿和髂窝脓肿。

【诊断】

一、诊断要点

　　1. 多发于腰部、臀部、大腿后部、髂窝部等处。

　　2. 在四肢近端或躯干部有一处或数处肌肉疼痛,漫肿色白,按之微热,2～3 天后,肿胀焮热疼痛明显,可触及肿块。

　　3. 伴寒战高热,全身关节疼痛,头痛头胀,食欲不振等。

二、诊断技巧

　　此病诊断具有三个要点:① 多有疮疖、外伤瘀血、分娩及内科感染等病史;② 继而出现高热、恶寒、口渴等热病征象,体表局部疼痛,肢体活动功能受限,此处未愈,他处又起,色白漫肿;③ 多发于臀部、腰背部及四肢。

三、鉴别诊断

　　1. 流痰　起病缓慢,有结核病史;患肢伸而难屈;局部及全身症状均不明显;化脓需 6～12 个月。

　　2. 环跳疽　疼痛在髋关节部位;可致臀部外突,大腿略向外旋,患肢不能伸直和弯曲,甚则漫肿上延腰胯,下及大腿;必要时可做髋关节穿刺来鉴别。

　　3. 风湿性关节炎　多关节红肿热痛,呈游走性;有反复发作史;如患在髋关节,屈曲程度较轻,不会化脓溃破。

【证型】

一、辨证分型

按病因不同分为三个证型:发病前有疔疮、痈、疖等病史,局部漫肿疼痛,色白濡软,全身壮热,口渴,甚则神昏谵语,舌苔黄,脉洪数,是余毒攻窜。发于夏秋之间,局部漫肿疼痛,全身恶寒、发热,头胀,胸闷,呕恶,周身骨节酸痛,舌苔白腻,脉滑数,是暑湿交阻。局部漫肿疼痛,皮色微红,或呈青紫,溃后脓液中夹有瘀血块,化脓时出现高热,舌苔薄白或黄腻,脉涩或数,是瘀血凝滞。

二、证型辨识

1. 余毒流注　是因先患疮、疖、痈等,强行挤压或过早切开,或其他热病失于诊治,使火热之毒窜入血分,稽留与肌肉之中而发。

2. 暑湿流注　因夏秋季节感受暑湿,客于营卫,阻于肌肉而成。全身多兼夹暑湿症候,如头身困重、舌红苔黄腻等。

3. 瘀血流注　多因跌打损伤,瘀血停留,或产后瘀露停滞,经络为之阻隔而成。局部见有皮色紫暗,疼痛固定等瘀血证候,脓液中多挟有瘀血块等。

【辨证要点】

流注是发于肌肉深部的多发性脓肿;是由于机体正气虚弱,加之伤寒、温病余毒或疮疖之湿热毒邪,乘虚扩入血道,随气血运行,流注于人体最虚弱之处,或血流缓慢的部位。大多发于体表深部肌肉内,也可以发于脏腑。亦可因跌打损伤及产后瘀血积聚,感染毒邪而引起,因为瘀血之处也为最虚之处。根据发病原因不同流注有不同的名称,如"余毒流注"、"暑湿流注"、"瘀血流注"等。辨证上根据不同原因的发病特点,结合局部和全身证候审证求因,分辨不同流注及发病的不同阶段。

【处方思路与方法技巧】

一、治疗原则

流注治疗宜清热解毒、和营通络。暑湿交阻，宜兼清暑湿；余毒攻窜，宜兼凉血清热；瘀血流注证，宜佐以活血化瘀。溃后应清解余邪，不要急于补虚，杜绝因余毒未尽而流窜他处。

二、分证论治

1. 内治

（1）余毒攻窜，治宜清热解毒，凉血通络；方用黄连解毒场合犀角地黄汤加减。若脓成，加当归、皂角刺、炙山甲；神昏谵语，加安宫牛黄丸化服，或紫雪散吞服；胸胁疼痛，咳喘痰血，加象贝母、天花粉、鲜竹沥、鲜茅根。

（2）暑湿交阻，治宜解毒清暑化湿；方用清暑汤加减。若肿块明显，加当归、赤芍、丹参；热重，加银花、连翘、地丁草；脓成，加当归、赤芍、丹皮、皂角刺、炙山甲。

（3）瘀血凝滞，治宜和营活血，祛瘀通络；方用活血散瘀汤加减。若劳伤筋脉，加忍冬藤、黄柏、苡米；跌打损伤，加参三七；产后闭阻，加制香附、益母草、红花；脓成，加炙山甲、皂角刺。

2. 外治　初起用金黄散、玉露散外敷，局部消肿止痛；脓成宜切开排脓，先用八二丹药线引流，脓尽改用生肌散，继用红油膏盖贴。

【临证处方变化】

流注的临床分为肿疡期、脓疡期、溃疡期，不仅有局部的肿痛脓疡证，更有严重的全身症状，在肿疡期和脓疡期常可因正虚而产生邪毒内陷症及脏器脓疡症。辨治需十分小心，当肿疡期热毒正盛，局部壅滞瘀结，此时应用黄连解毒汤，以其苦寒直折之势，泻火清热而解毒结，热毒得以消解，诸症自然平息，肿结则能内消。由于病因的不同，故应注意加减使用，或暑湿合犯而加清暑利湿，或因瘀血停滞而加活血化瘀，或有兼并证状随证加减。总之积极消除病因,则热毒壅结有消散的希望。

【预后与转归】

流注的发生是因细菌进入营血,在血流缓慢的肌肉深部停留并发生新的脓肿,若能得到及时治疗,阻断其发展,则局部脓肿的治疗与一般体表深部脓肿相似,不至于引起重大变化。如果不能有效控制其发展,则可能导致脓毒血症及内脏脓肿等严重并发症。因此要注意处理以下问题:

① 及时处理疔、疖及皮肤破损等。

② 患病之后应卧床休息,以防流注再发他处。

③ 宜加强营养,并多饮开水或以新鲜西瓜汁代茶饮。

④ 髂窝流注愈后患肢功能障碍者,应适当做下肢伸屈功能锻炼,或早期进行牵引。

第六节　丹毒

丹毒是患部皮肤突然发红成片、色如涂月的急性感染性疾病,又名丹疹、丹熛、天火。本病多因素体血分有热,或在肌肤破损处有湿热火毒之邪乘隙侵入,郁阻肌肤而发;基本病机为血热火毒。辨证当根据发病部位的不同而有所区别。发于头面部者,辨证为风热毒蕴证;发于胸腹腰胯部者,辨证为肝脾湿火证;发于下肢者,辨证为湿热毒蕴证;新生儿丹毒,多辨证为胎火蕴毒证。治疗以凉血清热、解毒化瘀为基本治则;内治的同时应结合外敷、熏洗、砭镰等外治法。相当于西医的急性网状淋巴管炎。

【诊断】

一、诊断要点

1. 多发于小腿及面部,呈局限性。

2. 起病急骤,发展迅速,多初起即有发热、恶寒等全身证候。

3. 皮损初起为水肿性鲜红斑片,边界清楚,中间较淡,周围较深,皮温升高。

4. 白细胞计数增多。

二、诊断技巧

此病诊断具有四个要点:① 皮肤黏膜破损史;② 全身症状出现较早,多表现为恶寒、发热等表证;③ 局部红色斑片,境界清楚,按压褪色,中心色淡而周围较深;④ 常反复发作。

三、鉴别诊断

1. 发　局部色虽红,但中间隆起而色深,四周较淡,边界不清,胀痛呈持续性,化脓时跳痛,大多可坏死、溃烂;全身症状没有丹毒严重;不会反复发作。

2. 接触性皮炎　有明显过敏物质接触史;皮损以肿胀、水疱、丘疹为主,伴灼热、瘙痒,但无触痛;一般无明显的全身症状。

【证型】

一、辨证分型

按部位不同分为三个证型:发于头面部,皮肤焮红灼热,肿胀疼痛,甚则发生水疱,眼胞肿胀难睁,伴有恶寒、发热,头痛;舌红,苔薄黄,脉浮数,是风热毒蕴。发于胸腹腰胯部,皮肤红肿蔓延,摸之灼手,肿胀触痛,伴口干且苦;舌红,苔黄腻,脉弦滑数,是肝脾湿火。发于下肢,先肿于小腿,亦可延及大腿,皮肤肿胀、潮红、灼热、疼痛伴发热、渴不欲饮等症,舌红,苔黄腻,脉濡数,是湿热下注。

二、证型辨识

1. 发于头面者,多伴有风热外感证候,风性上行游走故也;中部多伴肝郁证候,而下部者多辨为湿热、湿火。

2. 根据病程不同,分清火毒与瘀滞轻重,初起者多表现出火热毒邪较重,皮肤潮红灼热、皮温升高、全身发热等,后期皮色虽红但不灼热,色较暗,此时瘀滞为重。

3. 丹毒表现出大片红斑,根据中医理论当有血热,故治疗当以凉血为主,尤其在早期阶段。

【辨证要点】

丹毒相当于西医的急性网状淋巴管炎。其特点是:患处皮肤突然鲜红成片,色如涂丹,灼热肿胀,迅速蔓延,伴有恶寒发热、头痛等全身症状,每多复发,下肢复发性丹毒可形成象皮腿。其辨证要点是要分清发病部位、病程、初次发作还是复发等不同。上部结合风热,中部结合肝郁,下部者多结合湿热来辨;初起以火毒、血热为主,而复发及病程后期者多热瘀互结。

【处方思路与方法技巧】

一、治疗原则

本病以凉血清热、解毒化瘀为基本原则。发于头面者需兼散风清火;发于胸腹腰胯者,须兼清肝泻脾;发于下肢者,须兼利湿清热。在内治同时结合外敷、熏洗、贬镰等外治法。若出现毒邪内攻之证,需中西医综合救治。

二、分证论治

1. 内治

(1)风热毒蕴,治宜疏风清热解毒;方用普济消毒饮加减。若高热,加生石膏(先煎)、黄芩、黄连;口渴,加石斛、麦冬;便秘,加生大黄(后下)、芒硝(冲服)。

(2)肝脾湿火,治宜清肝泻火、凉血解毒;方用龙胆泻肝汤加减。疼痛较剧,加金铃子、延胡索;便秘,加生大黄(后下)、芒硝(冲服)。

(3)湿热下注,治宜清热利湿、凉血解毒;方用五神汤加减。若舌苔厚腻者,加苍术、川朴;大脚风者,加水蛭、桂枝。

2. 外治

(1)用金黄散或玉露散冷开水或金银花露调敷;或用新鲜

野菊花叶、鲜地丁全草、鲜蒲公英等捣烂外敷。皮肤坏死者,若有积脓,可在坏死部位切一两个小口,以引流排脓,掺九一丹。

（2）砭镰法下肢复发性丹毒:患部消毒后,用七星针或三棱针叩刺患部皮肤,放血泄毒。亦可配合拔火罐,以减少丹毒的复发。抱头火丹和赤游丹禁用。

【临证处方变化】

丹毒的病因是内因血热,外有毒邪感染;其发于上者夹风热,发于中者夹肝火,发于下者夹湿热。故本病的辨证施治应着重抓住清热解毒、凉血。清热凉血多用生地、玄参、生石膏、花粉、丹皮、赤芍、紫草、白茅根之类,清热解毒常用板蓝根、银花、连翘、紫地丁、黄芩、黄柏等。上部用药注重疏风,中部着重疏肝泄热,下部偏重利湿通络。至于热毒炽盛、毒入营血型,则应着重凉血解毒,并注意邪热伤阴,而应加强养阴。慢性复发型应注意利湿通络,并坚持服中成药小金片等,以清血分伏热及湿毒,活血通络,则湿热毒邪不能瘀积于经络,能达到防止复发的目的。

【预后与转归】

丹毒一般不化脓,区域淋巴结可能会出现肿大,局部炎症消退,在肿大淋巴结亦可消散。邪热重者可出现全身邪热嚣张、便秘难解等腑实证候,当加重清热并通腑泄热,使邪有出路。发作时患者应卧床休息,多饮开水,床边隔离。流火患者应抬高患肢。另外,脚癣湿气需根治,否则常引起小腿丹毒反复发作。其他有皮肤黏膜破损者,应及时治疗,以免感染毒邪。

第七节　发颐

发颐是热病后余毒结于颐颌间引起的急性化脓性疾病。特点是颐颌间肿胀疼痛,张口受限,全身症状明显,重者可发生内陷。本病多因外感风寒、风温之邪;或热病后遗毒于内;或情志郁结、饮食不节,郁热内生,致使火热不能外达而结聚于少阳、阳明之络,气血凝滞而成。基本病机为热毒蕴结、气血凝滞,基本证型为热毒蕴结证。辨证当根据病机特点而有所侧重。病之初,辨证为热毒蕴结证;病之中,辨证为毒胜酿脓证;病之后期,注意气血阴津损耗。治疗总以清热解毒为法。相当于西医的急性化脓性腮腺炎。

【诊断】

一、诊断要点

1. 好发于外伤、手术、感染性疾病之后。

2. 腮腺肿大,有明显触痛,口腔内腮腺管口处红肿,压挤腮腺有脓性分泌物。

3. 可伴有发热、畏寒、头痛等感染中毒症状。

4. 患者血象检查示白细胞计数及中性粒细胞比例增高。

二、诊断技巧

此病诊断具有四个要点:① 外伤或手术卧床病史,口腔卫生较差;② 腮腺部红肿热痛,腮腺管堵塞表现;③ 全身症状较明显;④ 无传染性。

三、鉴别诊断

1. 痄腮 多为双侧患病;好发于5～15岁儿童;色白漫肿,酸多痛少;不化脓;常有接触传染史。

2. 颈痈多发生于颈部、颌下的一侧,虽可化脓,但无口内颊部导管口处红肿。

【证型】

一、辨证分型

按部位不同分为三个证型:颐颌间肿胀疼痛,张口受限,颊部导管开口处红肿,压迫局部有黏稠分泌物溢出,伴身热恶寒,口渴,小便短赤,大便秘结;舌苔薄腻,脉弦数,是热毒蕴结。颐颊间结肿疼痛日增,甚至肿势延及面颊和颈项,焮红灼热,张口困难,继之酿脓应指,颊部管口处有脓性分泌物,伴高热口渴;苔黄腻,脉弦数,是毒盛酿脓。颐颊间肿块多平塌散漫,肿势延及面颊和颈项,焮红灼热,疼痛剧烈,汤水难咽,伴壮热口渴,痰涌气粗,烦躁不安,甚至神昏谵语;舌质红绛,苔少而干,脉弦数,是热毒内陷。

二、证型辨识

1. 初起者主要表现是局部的肿胀疼痛,腺管堵塞不通,有脓性物挤出,伴全身风热外感。

2. 随着疾病进一步发展,出现热盛肉腐、肉腐成脓的表现,局部红热肿痛加重,皮薄光亮,按之应指,全身热盛毒盛,局部和全身均达到疾病发展的顶峰状态。

3. 若失治误治,热毒未能得到控制,则可出现毒陷营血,成为火毒内陷危候。

【辨证要点】

发颐相当于西医的急性化脓性腮腺炎,是热性病后余毒结聚于颐颌之间的急性化脓性疾病。《医宗金鉴》:"此症又名汗毒,发于颐颌之间,属足阳明胃经。"其特点是颐颌之间肿胀疼痛,张口受限,全身症状明显,病势严重者常可出现内陷变证。局部化脓而无传染性。其辨证要点是抓住局部的红热肿痛状态和头面疮疡的风热外感表现,失治后出现的内陷营血表现。

【处方思路与方法技巧】

一、治疗原则

本病以清热解毒为基本原则。初起者需兼散风清火;酿脓期加透脓之品;热入营血需清营凉血。

二、分证论治

1. 内治

(1)热毒蕴结,治宜清热解毒;方用普济消毒饮加减。漫肿不散,加海藻;热甚,加生山栀、生石膏(打碎);便秘,加瓜蒌仁、生大黄(后下)、枳实;热极动风,加钩藤。

(2)毒盛酿脓,治宜清热解毒透脓;方用普济消毒饮合透脓散加减。高热,加石膏、知母、白花蛇舌草;大便秘结,加大黄、元明粉;无恶寒者,去牛蒡子、僵蚕、薄荷。

(3)热毒内陷,治宜清营解毒,化痰泄热,养阴生津;方用清营汤合安宫牛黄丸加减。若神昏谵语,加牛黄清心丸或紫雪丹;咳吐痰血,加鲜茅根、鲜芦根;发痉抽搐,应加石决明、钩藤、白芍、牡蛎,重者当用蜈蚣、全蝎及羚羊角研粉冲服,以平肝熄风。

2. 外治 初起用金黄膏或玉露膏外敷;脓成及早切开排脓,八二丹药线引流,外盖太乙膏;口腔黏膜出脓者,先用等渗盐水漱口,次用青吹口散,每日 4～5 次。

【临证处方变化】

本病的辨证施治,拟清热解毒、疏风消肿,可予普济消毒饮、黄连解毒汤加减调治,热入营血,需配以凉开之品,如安宫牛黄丸等,以防治热闭证。尚有数月或数年反复发作病史患者,发作时颐颌部位肿痛,触之有条索状物,进食时更为明显。常有口臭,挤压腮腺部常有颊部导管口黏稠的涎液或脓液溢出,此为余毒未清所致,当予清脾泄热,化瘀散结,常用药物如夏枯草、连翘、黄芩、生山栀、金银花、玄参、莪术、鲜芦根等。

【预后与转归】

发颐发病前都有某些急性传染病或腹部手术外伤病史,以致气血亏损,余毒湿热之邪乘虚侵犯。发病急骤,多伴有高热及风温毒热炽盛的证候,正气内虚,邪毒发展才猖獗,引动肝胆风火,故风温毒热炽盛,肿势病情进展迅速。由于毒邪蕴阻阳明经络,故出现开口困难。热陷营血者,谨防内脏脓肿的发生,需中西医结合治疗。

第八节　流痰

　　流痰是发生在骨与关节的慢性化脓性疾病。本病多因先天不足,或后天肾亏,骨骼虚空,风寒痰浊之邪乘隙而入,阻于骨间而成;基本证型为阳虚痰凝证。病之初,辨证为阳虚痰凝证;病之中后期,寒转为热,阴转为阳,辨证为阴虚内热证、肝肾不足证或气血两虚证。治疗应究其病因、度其内外、审其虚实,详察而治之。相当于西医的骨与关节结核。

【诊断】

一、诊断要点

　　1. 有其他部位结核病灶,或有结核病接触史。

　　2. 早期有低热、盗汗、食欲减退、体重减轻、贫血等结核病所特有的全身症状。

　　3. 病变关节早期轻度肿痛,晚期关节呈梭形肿胀、疼痛、功能障碍、肌肉萎缩。病灶附可形成冷脓肿,溃破后形成窦道。

　　4. 病程进度缓慢,病程较长。

　　5. X线检查有阳性改变。

　　6. 各部位结核具有相应的症状与体征。

二、诊断技巧

　　此病诊断具有三个要点:① 结核杆菌感染病史;② 骨与关节的肿胀、酸痛,继则皮肤潮红发热,出现窦道瘘管与死骨形成;③ 全身出现阴虚潮热的表现,后期则出现全身肝肾不足、阴阳俱虚。

三、鉴别诊断

　　1. 附骨疽　大多发于长骨干骺端;起病较快;开始即有高热;疼痛剧烈,病变处胖肿,靠近关节的干骺端有明显叩击痛。

　　2. 流注　发于肌肉;无固定部位,随处可生;大多为多发性;起病较快;疼痛较轻,成脓较快;溃后易收口。

3. 历节风　虽也发生在关节,日久也可出现肌肉萎缩,关节变形,但初起即有寒热汗出;肢节窜痛无定处,且有多发性关节炎病史。

【证型】

一、辨证分型

按表现不同分为四个证型:初起病变关节无红热、肿胀,仅感隐隐酸痛,继则关节活动障碍,动则痛甚,全身症状不明显,舌淡,苔薄,脉濡细,是阳虚痰凝。发病数月后,在原发和继发部位渐渐漫肿,皮色微红,中有软陷,重按应指,伴午后潮热、颧红、夜间盗汗、口燥咽干、食欲减退,或咳嗽痰血;舌红,少苔,脉细数,是阴虚内热。溃后脓出稀薄,夹有败絮状物质,或形成窦道,并见形体消瘦、腰胫酸软、低热、神疲、失眠、心悸;舌淡红苔薄白,脉虚数,是肝肾亏虚。若疮口流脓稀薄,日久不愈,伴面色无华,形体畏寒,心悸,失眠,自汗;舌淡红,苔薄白,脉濡细或虚大,是气血两虚。

二、证型辨识

1. 初起者主要表现以局部表现为主,全身症状不显。局部主要为关节的酸胀疼痛,活动受限,皮肤红热肿胀均不显著,一派阴证起发缓慢、平塌散漫的表现。

2. 随着疾病进一步发展,数月后局部出现漫肿,皮色微红、微热、微肿,此时寒化为热,阴转为阳。全身则出现虚热表现,如午后低热、五心烦热、潮热盗汗等。

3. 若不能得到及时治疗,则局部溃破,排出干酪样脓液,继则脓液变清稀,或见死骨形成,此时虚耗日久,全身虚羸亦盛,出现阳虚或气血阴阳俱虚的证候,即肝肾亏虚或见气血两虚证。

根据发病过程及病程长短、治疗状况,辨证多不难。初期虚证不显,久则虚实夹杂,而末期则以虚羸证候为主。

【辨证要点】

流痰相当于西医的骨与关节结核病。其特点是：好发于骨与关节，初起不红不热，化脓迟缓，脓水清稀并夹有败絮样物，溃后不易收口，易成窦道，常可损筋伤骨而致残废，甚则危及生命。应与附骨疽、流注、历节风等相鉴别。辨证上抓住局部的初期阴证证候，久则阴转为阳，寒化为热，出现死骨、瘘管、窦道等结核杆菌感染的征象，而全身由于病程长，治疗不及时或误治失治等原因，而发生阴虚潮热至气血阴阳俱虚的表现。

【处方思路与方法技巧】

一、治疗原则

以扶正祛邪为总则，根据疾病的不同阶段的特点，应审虚实，察寒热，分证辨治。常规配合西医抗结核治疗及对症处理。

二、分证论治

1. 内治

（1）阳虚痰凝，治宜补肾温经，散寒化痰；方用阳和汤加减。形寒肢冷，加附片、羌活；关节拘挛，加秦艽、威灵仙。

（2）阴虚内热，治宜养阴清热托毒；方用六味地黄丸合清骨散加减。患处红肿，疼痛较甚，加连翘、黄芩；溃后脓出不爽，加炮穿山甲、皂角刺；病久气阴两亏，加生黄芪、百合。

（3）肝肾亏虚，治宜补益肝肾；方用左归丸合香贝养荣汤加减。若盗汗不止，加黄芪、浮小麦、牡蛎（先煎）、龙骨（先煎）；若咳嗽痰血，加南沙参、麦冬、百合、川贝、丹皮。

（4）气血两虚，治宜补气养血；方用人参养荣汤或十全大补汤加减。若腰脊酸痛，下肢瘫痪，加川断、杜仲、狗脊、菟丝子、巴戟天、牛膝、鹿角片。

2. 外治

（1）初期用回阳玉龙膏外敷，或阳和解凝膏掺黑退消盖贴。

（2）成脓期可穿刺抽脓，或切开引流；溃后期用五五丹药线提脓去腐,外敷红油膏,脓尽可用生肌散收口。

3. 若形成窦道者,用千金散附在药线上,插入窦道引流化管。

【临证处方变化】

流痰的病因病机主要特点是:肾亏髓空是病之本,而风寒痰浊凝聚则是病之标,即既有先天不足、肾亏髓空之虚,又有气血不和、痰浊凝聚之实。故本病初期的辨治要点是扶正祛邪,即益肾温经、散寒化痰;而痰浊凝滞虽为阴寒滞结之症,但久亦能化热,使阴转为阳。有热便能蚀骨、腐肌肉而为脓,但因素体亏虚,所以不能一看到这种热邪表现,就使用苦寒清热解毒之品,这样有可能重伤正气,正确的方法是扶正托毒,使热毒随脓出而解。后期因脓水淋漓不尽及虚热连绵,损伤气血,耗伤阴津,以致气血两虚,或阴虚火旺,故后期应当以扶正为主。

【预后与转归】

1. 病变复发或死骨形成与脓肿窦道是流痰较常见的并发症。

2. 较小的死骨可被肉芽组织的侵蚀或随脓液的消化而吸收,或随脓液向脓肿内或体外排出。脓肿可自行破溃或手术切开,排净脓液、干酪样物质和死骨碎片而自愈。

3. 若病灶静止,但不能完全被吸收,则脓肿将发生钙化,脓肿破溃或切开后仍持续引流,以防窦道形成。若形成窦道,可以予蚀骨化管治疗,多经久不愈。

4. 长期卧床或并发瘫痪者,应注意经常帮助其变换体位和擦浴,预防压疮发生。

5. 病变以关节为主,应限制病变关节活动。凡病变在胸、腰椎者,应睡木板床;病变在四肢关节者,应用夹板或石膏固定,亦可做皮肤牵引,以保持功能位置。

6. 积极治疗肺结核、肠结核等原发结核病灶,以预防本病发生。

第九节 瘰疬

瘰疬是一种发生于颈部的慢性化脓性疾病,因其结核成串,累累如串珠状,故名瘰疬,又名"疬子颈"、"老鼠疮"。多见于体弱儿童或青年,好发于颈部两侧,病程进展缓慢。本病常因忧思郁怒,肝气郁结,脾失控运,痰湿内生,气滞痰凝,阻于经脉,结于颈项,而成此病;日久痰湿化热,或肝郁化火,下灼肾阴,热胜肉腐而成脓,破溃成疮,脓水淋漓耗伤气血阴津,渐成虚证。亦可因肺肾阴亏,以致阴虚火旺,肺津不能输布,灼津为痰,痰火凝结,结于颈项所致。辨证当分清标本、虚实。初病,气血不虚,病邪在表在经,属实;久病者,气血亏耗,病邪在里在脏,属虚。实证多属气滞痰凝证,虚证多属阴虚火旺证或气血两虚证。治疗总以扶正祛邪为大法,急则治其标,以祛邪为主;缓则治其本,多以滋肾补肺为法。相当于西医的颈部淋巴结结核。

【诊断】

一、诊断要点

1. 有结核病接触史。

2. 颈部淋巴结肿大,逐渐形成不规则肿块,晚期出现寒性脓肿,溃破后形成经久不愈的窦道或溃疡。

3. 颈淋巴结结核未破溃前,可做穿刺活检或切取活检,常能明确诊断。

二、诊断技巧

此病诊断具有三个要点:① 结核杆菌感染病史;② 颈部出现肿块,成串或多发;③ 日久全身出现阴虚潮热的表现。

三、鉴别诊断

1. **臖核** 多由头面、口腔等处的疮疖或破损感染而引起;一般为单个结块肿大;好发于颌下、颈部、颏下;发病迅速,压之疼痛,很少化脓。

2. **失荣** 多见于中老年人;有口腔、鼻咽部的恶性肿瘤,可转移至颈部淋巴结;肿块坚硬如石,高低不平,推之固定不移;溃破之后如石榴样,血水淋漓;常伴头痛、鼻衄。

【证型】

一、辨证分型

按表现不同分为三个证型:肿块坚实,活动度好,不红不热,无明显疼痛,位于颈项两侧,全身症状不明显;舌淡红苔薄白或腻,脉弦细,是气滞痰凝。颈部核块逐渐增大,皮核相连,皮色转暗红,伴有午后潮热,夜间盗汗;舌红,少苔,脉细数,是阴虚火旺。后期疮口脓出清稀,夹有败絮样物,伴形体消瘦,精神倦怠,面色无华;舌淡,质嫩,苔薄脉细,是气血两虚。

二、证型辨识

1. 初起者主要表现以颈部肿块为主要表现,由于炎症尚位于淋巴结内,淋巴结周围组织及皮肤尚未受侵犯,故淋巴结肿痛不显,活动光滑,皮核不相连接。全身无症状或有原发结核病表现。

2. 随着疾病进一步发展,数月后局部出现漫肿,皮色微红、微热,微肿,此时寒化为热,阴转为阳,淋巴结周围炎形成,故肿块相对固定,皮核相连,数目增多。全身开始出现阴虚潮热的表现。

3. 后期热盛肉腐,出现夹有败絮样物的清稀脓液,全身主要表现为虚耗的证候。

【辨证要点】

瘰疬相当于西医的颈部淋巴结结核。其临床特点是:多见于体弱儿童或青年,好发于颈部及耳后,起病缓慢,初起时结核如豆,皮色不变,不觉疼痛,逐渐增大,并可窜生,溃后流脓清稀,夹有败絮样物质,往往此愈彼溃,形成窦道。应与瘰核、失荣相鉴别。辨证上应以阴证疮疡的思维辨治。

【处方思路与方法技巧】

一、治疗原则

以扶正祛邪为总则,按初中后期辨治,尽量争取早期消散。形成窦道者需用腐蚀药,必要时做扩创手术。病情严重者配合西医抗结核治疗。

二、分证论治

1. 内治

(1)气滞痰凝,治宜疏肝理气,化痰散结;方用逍遥散合二陈汤加减。肿块质地较硬,加海藻、昆布;两胁胀脘痞,加苏梗、青皮;低热颧红,加青蒿、夏枯草。

(2)阴虚火旺,治宜滋阴降火;方用六味地黄丸合清骨散加减。咳嗽,加贝母、海蛤壳。

(3)气血两虚,治宜益气养血;方用香贝养营汤加减。若脾虚失运,加木香、砂仁理气运脾。

2. 外治

(1)初期局部结块处可敷冲和膏或阳和解凝膏掺黑退消。

(2)中期外敷冲和膏,如脓成未熟可用千捶膏。若脓已熟宜切开排脓,创口宜大。

(3)后期用七三丹或八二丹掺于药棉纳入溃口,外敷红油膏或冲和膏。如肉芽红活,脓腐已尽时,改用生肌散、白玉膏。如有空腔或窦道时,可用千金药线,也可用手术方法将坏死组织清除。

【临证处方变化】

本病是以颈部淋巴结肿大,逐渐形成不规则肿块,晚期出现寒性脓肿为特点的慢性特异性感染疾患。发病与肝郁脾虚、肺肾阴亏关系密切,但因有标本虚实之异,故应视其病证,见机而作。或以祛邪为主,但务求祛邪而不伤正;或以扶正为主,寓攻于补,最后均能解除痰结。总之,实证偏多者以疏肝养血、健脾化痰为法,而虚证偏多以滋肾补肺为法。祛邪须抓住一个"痰"字,然治痰之法,健脾既可以化痰,又可绝生痰之源;咸寒软坚散结之品,亦可杜绝虚火痰邪。临床上可根据情况,辨证选用。本病后期可因气血亏损而成虚痨。

本病外治亦为紧要,初期宜外敷温经活血、散寒化痰之品;脓熟宜切开排脓;后期用提脓祛腐之品;脓尽则用生肌之药;形成窦道者用腐蚀药;形成瘘管者则需做扩创或挂线手术。

【预后与转归】

1. 内外治结合并抗结核治疗,多能痊愈。

2. 治疗不及时可形成寒性脓肿,破溃后可出现瘘管或胬肉突出,可用中医外治之蚀管疗法。

3. 平素需增加营养食物,忌服辛辣刺激之品及陈腐、酸辣食物。

4. 避免过度体力劳动,注意劳逸结合,调情志,保持心情舒畅。

第十节　压疮

压疮是指长期卧床不起的患者,由于躯体的重压与摩擦而引起的皮肤溃烂。多见于半身不遂,下肢瘫痪,久病重病卧床不起长时间昏迷的患者,尤其是伴有消渴病者。其特点是好发于易受压和摩擦的部位,如骶尾部、髋部、足跟部、脊背部。治疗当加强护理,重在预防。以外治为主,配合内治,积极治疗全身疾病。

【诊断】

一、诊断要点

1. 多见于昏迷、瘫痪、骨折、大面积烧伤等久病卧床的患者。

2. 好发于尾骶、背脊、肘踝等骨突易受压迫及摩擦部位。

3. 初起皮肤上出现褐色红斑,微肿,继而紫暗水肿,坏死溃烂。

4. 继发染毒时,组织坏死迅速,脓水淋漓,相应部位淋巴结肿痛。

二、诊断技巧

此病诊断具有三个要点:① 活动不便,长期卧床病史;② 骨突部位受压出现褐红色斑片,水肿坏死溃烂,感染则化脓;③ 全身气血虚表现。

【证型】

一、辨证分型

按表现不同分为三个证型:局部皮肤出现褐色红斑,继而紫暗红肿,或有破损,伴舌暗苔薄白,脉弦,是气滞血瘀。压疮溃烂,腐肉及脓水较多,或有恶臭,重者溃烂可深及筋骨,四周漫肿,伴有发热或低热,口苦且干,精神萎靡,不思饮食;舌红,苔少,脉细数,是蕴毒腐溃。疮面腐肉难脱,或腐肉虽脱,新肌色淡,愈合缓慢,伴面色无华,神疲乏力,纳差;舌淡,苔少,脉沉细无力,是气血两虚。

二、证型辨识

1. 初起者主要表现以局部皮肤出现褐色红斑,继而紫暗红肿,或有破损,苔薄,舌边有瘀紫,脉弦。此时主要病因是局部受压,致气血受阻,经络不通,营养障碍而发生局限性的瘀血表现。

2. 处理不当,皮肤可出现破溃,皮肤失去屏障作用,长期卧床体质较差,可致感染发生,组织腐溃化脓,热毒伤筋蚀骨,精神萎靡,病情进一步加重。

3. 长期发生压疮则体质更差,腐肉难脱,或腐肉虽脱而新肉难生,神疲乏力,面色无华,气血两虚而致病情一时难愈。

【辨证要点】

辨证要抓住局部和全身两个方面。局部早期主要是受压缺血、营养障碍和回流不畅的瘀血表现,感染发生后则表现出热盛腐肉的症候,后期因全身气血需弱,则腐肉难去,新肉不生。而全身总以虚损为要点,病越久体质越虚,创面更加难以愈合。

【处方思路与方法技巧】

一、治疗原则

加强护理,重在预防。外治为主,配合内治。积极治疗全身原发疾病,并给以必要的支持治疗,注意加强饮食营养。

二、分证论治

1. 内治

(1)气滞血瘀,治宜理气活血;方用桃红四物汤加减。皮肤青紫,加桂枝、干姜;方用红肿,加金银花、蒲公英;表皮糜烂,加连翘、天花粉、薏苡仁;便干加生大黄(后下)。

(2)蕴毒腐溃,治宜清热解毒、和营活血;方用仙方活命饮加减。脓出不畅加皂角刺、炮山甲;烂及筋骨,加白毛夏枯草;便秘,加生大黄(后下)、玄参、生地。

(3)气血两虚,治宜补益气血,生肌收口;方用八珍汤加减。若纳差,加焦楂、乌梅;若伤及筋骨,加白毛夏枯草、骨碎补。

2. 外治

(1)初起搽红灵酒或红花酊,或外撒滑石粉后,局部按摩。或用红外线灯理疗。

(2)溃烂后,尽可能剪除坏死组织,腐烂处可用九一丹或红油膏纱布外敷。

(3)疮口脓腐难尽,改用生肌散、生肌玉红膏,必要时加用垫棉法。

【临证处方变化】

压疮临床治疗主要有三个方面:一为积极治疗原发病,加强护理,解除压迫;二为对受压创面的处理,尽可能地去除坏死组织,促进新肉生长;三为补养气血,增强体质。临床可根据具体病情,采用活血化瘀或清热解毒或补气养血必须照顾原发病,采用综合考虑,综合治疗。

【预后与转归】

1. 受压创面,立即解除压迫,加强护理,应用理疗或中药外敷促进血液循环,去除瘀血,阻止进一步发展,可向好的方向发展。

2. 若创面完全形成并发生感染,则控制感染加强引流,积极清除坏死组织、死骨,覆盖创面,可获瘢痕痊愈。

3. 若全身疾病深重,则压疮已难以治疗,预后多不良。

第十一节 窦道

窦道是一种只有外口而无内口相通的病理性盲管,属中医漏的范畴。多由于手术创伤,或局部残留异物,或兼有邪毒侵袭,导致局部气血凝滞,蕴蒸化脓,溃破成漏。治疗以外治为主,根据具体情况选用腐蚀法、冲洗法、灌注法、扩创法、垫棉法等。对于体虚、年高或病程较长者,宜配合辨证内治。

【诊断】

一、诊断要点

1. 病前常有外科手术史或外科感染史。

2. 局部有一小疮口,深浅不一,可有数厘米到十几厘米长,常有脓性分泌物流出,疮周皮肤可呈潮红、丘疹、糜烂等湿疹样表现。有时疮口中可有手术丝线、死骨片等异物流出。

3. 一般无全身症状。有时外口闭合,脓液引流不畅,可引起红肿热痛,或伴有轻度发热等症。

4. 用球头银丝缓慢顺势探入窦道,或用40%碘油注入窦道,作X线窦道造影,可了解窦道长度,有无残腔,以及和邻近器官的关系。

二、诊断技巧

此病诊断具有三个要点：① 外科手术、外伤感染病史；② 见到管状通道，有脓性物溢出；③ 造影检查可确诊。

【证型】

一、辨证分型

按表现不同分为两个证型：疮口脓水淋漓，疮周红肿疼痛，或搔痒不适，可伴轻度发热；苔薄黄或黄腻，脉数，是余毒未清。疮口脓水量少不尽，肉芽色淡不泽，伴面色萎黄，神疲倦怠，纳少寐差；舌质淡，苔薄，脉细，是气血两虚。

二、证型辨识

1. 窦道临床较容易诊断，大多发生于感染后手术切口、创面等未完全愈合。

2. 发生初期，可因感染未尽而表现出轻度发热、疮周红肿疼痛等余毒未清表现。

3. 若发生于较大疾病后期，可出现面黄不泽、神疲乏力等虚弱表现，局部创面则脓水少而清稀。

【辨证要点】

辨证主要在局部证候，全身表现一般不显著。局部红热肿痛是热毒未清，而脓水稀少，肉芽不泽、长期不愈合是气血两虚证。

【处方思路与方法技巧】

一、治疗原则

窦道治疗以外治为主，根据具体情况选用腐蚀法、冲洗法、灌注法、扩创法、垫棉法等。对于体虚年高或病程较长者宜配合辨证内治。

二、分证论治

1. 内治

（1）余毒未清，治宜清热和营托毒；方用仙方活命饮加减。

红肿疼痛明显,加半枝莲、七叶一枝花等。

（2）气血两虚,治宜益气养血、和营托毒;方用托里消毒散加减。若偏阳虚者加熟地、肉桂、姜黄等。

2. 外治

（1）先用五五丹或千金散药线引流蚀管,红油膏纱布或太乙膏盖贴,每天一换。

（2）有丝线、死骨等异物时,应及时取出,待脓液由多而稀薄转为少而稠厚时,可改用八二丹药线引流。

（3）1～2 周后脓净,创口流出黏液稠水时,改用生肌散收口。

（4）腹部窦道应用棉垫及腹带紧压创口,会阴部窦道应用丁字带棉垫紧压会阴部。创口愈合后应继续压迫 2 周,以巩固疗效,防止复发。

【临证处方变化】

因窦道主要治疗以局部外治为主,全身治疗为辅,临证根据辨证可适当加减。

【预后与转归】

1. 窦道多发生于外科疾病或特殊感染的后期阶段,或无其他特殊表现,仅仅见到局部瘘管而不定期地出现脓液、红肿热痛等现象。特殊部位瘘管,对患者危害较大。

2. 若不能得到恰当的治疗,瘘管常转为慢性,致常年存在,从而影响患者生活。

第二章　乳房病证

第一节　乳痈

乳痈是由热毒侵入乳房所引起的一种急性化脓性疾病。好发于初产妇,其临床特点是高热恶寒,乳房内结块,局部红、肿、热、痛,排乳不畅,甚则破溃流脓。本病多由患者情志不畅,肝气郁结或产后饮食不节、阳明积热,致乳络阻滞,乳汁郁结而化热成脓所致。另外,本病也可由产妇乳头畸形,乳汁排泄不畅,或乳头破碎、毒邪外侵,肉腐成脓而成。基本病机是肝胃经气壅滞,乳络不畅。治疗强调及早处理,以消为贵。相当于西医的急性化脓性乳腺炎。

【诊断】

一、诊断要点

1. 好发于哺乳期妇女,尤以产后未满月者多见。

2. 有乳头破碎或乳汁积滞史。

3. 患乳结块,红、肿、热、痛,有明显触痛;及至成脓时,穿刺可抽得脓液。

4. 可伴全身发热、畏寒等。

5. 血象检查示白细胞计数及中性可明显升高。

二、诊断技巧

此病诊断具有两个要点:① 发病对象多见于初产妇;② 排乳不畅,局部肿胀疼痛。

三、鉴别诊断

1. 炎性乳癌　一般多发生于妊娠期或哺乳期。患乳呈迅速广泛浸润性韧性肿胀,表面发热、紫红或暗红,毛孔深陷,呈"橘皮样变",同侧腋窝淋巴结常早有转移性肿大,无明显全身和局部炎症反应。本病进展较快,甚至于数周后死亡。

2. 浆细胞性乳腺炎 多发生于非哺乳期。患侧乳头内陷,有粉刺样或油脂样分泌物。肿块位于乳晕部,表面呈结节样。继发感染时,则红肿热痛或破溃流脓,创口久不愈合或反复发作,形成乳晕部创口通向乳头孔的瘘管。

3. 乳房结核 多发于中青年已婚妇女。患乳有进展缓慢的微痛的结节、肿块,肿块可时大时小,无急性炎症表现。以后肿块液化溃破,排出豆渣样稀薄脓液,形成不易愈合的溃疡或窦道。脓液涂片可发现结核杆菌,化验血沉可加快,多伴有其他结核病变。

【证型】

一、辨证分型

多见于产后 3～4 周的哺乳期妇女。按病程发展常分为三个证型:按中医辨证,乳汁淤积结块,皮色不变或微红,肿胀疼痛;伴有恶寒发热,头痛,周身酸楚,口渴,便秘,苔黄脉数,是气滞热壅。壮热,乳房疼痛,皮肤焮红灼热,肿块变软,有应指感;或切开排脓后引流不畅,红肿热痛不消,有"传囊"现象;舌质红,苔黄腻,脉洪数,是热毒炽盛。溃脓后乳房肿痛虽轻,但疮口脓水不断,脓液清稀,愈合缓慢或形成乳漏;全身乏力,面色少华,或低热不退,饮食减少;舌质淡,苔薄,脉细无力,是正虚毒恋。

二、证型辨识

1. 发病初期,常有乳头皲裂或乳头破碎病史,哺乳时感觉乳头刺痛,乳汁分泌不畅。乳房局部肿胀疼痛,结块或有或无,皮色不红或微红,皮肤不热或微热,炎症表现较轻,常为气滞热壅证。

2. 患乳肿块逐渐增大,皮肤焮红灼热,肿块变软,持续跳痛,可有应指感,或脓肿切开,脓出不畅,局部症状不缓解,炎症进一步加重,呈化脓趋势,常为热毒炽盛。

3. 切开排脓后若脓出通畅,则肿消痛止、疮口逐渐愈合;若脓出不畅,则可形成袋脓、传囊或乳漏,常为正虚毒恋。

【辨证要点】

本病是发生在乳房的急性普通性感染,故遵循普通性感染的一般规律,表现为乳房部位的"成形、成脓、溃破"三个阶段,辨证也是根据这三个阶段的局部和全身表现进行辨证分型,因此,辨证的要点是明确疾病所处的阶段,再审证求因、审因论治。

【处方思路与方法技巧】

一、治疗原则

乳痈治疗,关键在于早期发现、早期治疗及早期防变,以通为主,以消为贵,积极争取早期消散及吸收,其消散及吸收时间与病程长短及就诊是否及时成正比。发病初期,治宜疏肝理气、解表清热、通乳消肿,结合乳房按摩、外敷膏药,促使早消而散之。脓已成者,透脓散则清热解毒,托里透脓,并结合切开排脓,促使脓液畅泄。已溃者,佐用补气活血托毒之品以排脓生肌,促使疮口早日愈合,不致发生乳漏。炎症明显可结合使用抗生素,达到协同治疗的目的。

二、分证论治

1. 内治

(1)气滞热壅证,治宜疏肝理气、解表清热、通乳消肿,方用瓜蒌牛蒡汤加减。若乳汁壅滞太甚,加路路通、漏芦、鹿角霜活络通乳;若炎性肿块较大者,加夏枯草、浙贝母软坚散结;产后恶露未尽者,加益母草、川芎、丹参活血祛瘀;若为断乳时乳汁壅滞或产妇不哺乳,加炒山楂、生麦芽等消胀退乳。

(2)热毒炽盛,治宜清热解毒、托里透脓,方用透脓散加减。若高热不退,加石膏、知母清热泻火;大便秘结者,加生大黄、枳实泻热通腑;口渴甚,加天花粉、鲜芦根。

(3)正虚毒恋,治宜补益气血、清解余毒,方用托里消毒散加减。若脓腐难脱者,加路路通、王不留行、薏苡仁化瘀祛腐;若口渴、便秘者,加胖大海、沙参、肉苁蓉生津通便。若形成传囊乳痈,可参照肿疡期和成脓期的治法。

2. 外治

(1)初期

① 乳房按摩:局部肿痛,乳汁不通,淤乳明显者,可行乳房按摩,疏通乳络。先轻揪乳头数次,在患侧乳房上涂上少量润滑油,用五指由乳房四周轻轻向乳头方向按摩,但不能用力挤压或旋转按压,而是沿着乳络方向施以正压,把淤滞的乳汁逐步推出。

② 外敷药物:可用传统的金黄膏或玉露膏外敷;或用鲜菊花叶、鲜蒲公英、仙人掌去刺捣烂外敷;或用六神丸 30 粒研细末,适量凡士林调敷;或用50％芒硝溶液湿敷;或用金黄散加芒硝调敷,保持湿润,每日 3～4 次。

(2)成脓期:脓肿成熟时,应在波动感及压痛最明显处及时切开排脓。切口应循体表皮纹方向,低位切开;乳晕下表浅的脓肿,应沿乳晕边缘做弧形切口,乳房后壁脓肿可沿乳房下缘做弧形切口,经乳房后间隙引流。切口需在脓腔最低处,切开后应以手指深入脓腔,轻轻分离多房脓肿的房间隔膜,以利引流,必要时可做对口引流;若脓肿小而浅者,可用针管穿刺抽脓后,外敷金黄膏。

(3)溃破期:用八二丹或九一丹提脓祛腐,并用药线引流,待脓出已尽,仅有黄稠滋水,可改用生肌散收口。如有袋脓现象或乳漏者,可用垫棉法加压包扎,乳漏患者应配合回乳。

【临证处方变化】

1. 急性乳腺炎早用或过用清热解毒药,或短期使用大剂量抗生素治疗,致使乳房内局部热毒虽减,但寒凉冰遏,气血凝滞,残留炎性结节或肿块,形成慢性迁延性炎症。临床以乳房结块、无明显疼痛、坚硬不消、皮色不变、迁延难愈为特征,俗称"僵块"。治疗应采用内治与外治相结合的方法,内治以温阳消肿、化瘀散结、疏通乳络为大法,方用阳和汤加减,常用药物如鹿角霜、穿山甲、牡蛎、王不留行、三棱、莪术、皂刺等;外治应用冲和膏或阳和解凝膏盖贴。

2. 急性乳腺炎溃后脓出不畅,脓液波及其他导管,形成多个脓腔,肿势不消,疼痛不减,身热不退,称为"传囊",治疗需扩创引流。具体方法为:在局麻下,将传囊乳痈的所有脓腔打通,以黄连油膏纱布填塞止血。若脓毒不能顺利畅泄,可用提脓去腐的药捻插入脓腔基底部,使坏死组织液化排出,直至脓尽肌生。内治以健脾益气养血、和营托毒排脓为治则,药用黄芪、党参、白术、穿山甲、皂角刺、蒲公英、当归、栝楼、赤勺等。

3. 急性乳腺炎失治误治、溃脓后久不收口,以致乳汁从疮口漏出,称为"乳漏"。治疗可用垫棉法,并加压包扎,同时配合回乳治疗。

【预后与转归】

乳痈属阳证疮疡,具有易肿、易脓、易溃、易敛的特点,预后良好,但治疗过程中要注意以下几点:

1. 在诊断上要注意排除炎性乳癌,必要时行组织病理检查。

2. 在治疗上,要重视早期干预,贵在使郁积的乳汁通畅,所以早期按摩促排乳为此期治疗的关键,同时不宜过用寒凉之品,以防"僵块"难消。此外,未成脓时或破溃后,应充分吸出乳汁,不再使乳汁郁滞。脓肿切开要注意分开脓腔之间"腔隔",以防传囊。发生乳漏要尽早回乳,否则影响创面愈合。以胸罩或三角巾托起患乳,脓未成者可减少活动牵痛;破溃后可防止袋脓,又有助于加速创口愈合。

3. 治愈后，避免再次发生，关键在于避免乳汁郁积，同时防止乳头破损并保持其清洁。若有乳头擦伤、皲裂，可外涂麻油或蛋黄油或百多邦、菲宁达、0.5％碘伏等。身体其他部位有化脓性感染时，应及时治疗。

第二节　粉刺性乳痈

粉刺性乳痈即西医的"浆细胞性乳腺炎"，是一种以乳腺导管扩张、浆细胞浸润为基础的慢性非细菌性感染的乳腺化脓性疾病，常发生在非哺乳期或非妊娠期。临床表现分为溢乳期、肿块期、瘘管期。其特点是常有乳头凹陷或溢液，初起肿块多位于乳晕部，化脓溃破后脓中夹有粉刺样物或油脂样物，易反复发作，形成瘘管，经久难愈，全身炎症反应较轻。单侧发病者为多，也有双乳先后发病的。本病发病缓慢，病程可长达数月或数年。

本病多因素有乳头凹陷畸形，复因情志抑郁，肝气郁滞，营血不从，气滞血瘀，凝聚成块；郁久化热，蒸酿腐肉而为脓肿，溃后成瘘；亦可因气郁化火，迫血妄行，而见乳头溢血。其基本病机是肝郁化热，热胜肉腐。治疗要注意内治与外治相结合，未溃偏重内治，已溃偏重外治。

【诊断】

一、诊断要点

1. 多见于 40 岁以上非哺乳期或绝经期妇女。

2. 乳头常有臭味粉刺样物或油脂样物或血性液溢出。

3. 乳晕部先见肿块，边界规整，不光滑。

4. 可有急性乳腺炎表现，溃后形成瘘管。

5. 钼靶 X 线摄片、乳管导管造影等有助于诊断，确诊有赖于病理学检查。

二、诊断技巧

此病诊断具有两个要点。① 发病对象,多见非哺乳期或非妊娠期妇女;② 常有乳头凹陷或溢液,乳晕部肿块,皮肤发红,溃后夹有粉刺样物或油脂样物,形成瘘管,经久难愈。

三、鉴别诊断

1. **乳腺导管内乳头状瘤** 乳头可出现异常分泌物,如血性、淡黄色溢液,而浆细胞乳腺炎早期乳腺导管扩张也可出现溢液,但常见类似乳汁样混浊液体,这两者鉴别常需行乳管镜检查,前者可发现导管内瘤样肿物,而后者常见乳腺导管扩张,伴炎症表现。有时两者也可通过手术予以鉴别。

2. **急性乳腺炎** 浆细胞乳腺炎脓肿形成时应注意与急性乳腺炎相鉴别。急性乳腺炎多发生于哺乳期妇女,而浆细胞乳腺炎多在非哺乳期、非妊娠期,病变部位多在乳晕区。既往有局部肿块史等特点有助于鉴别诊断。

3. **乳腺癌** 浆细胞乳腺炎早期仅表现为乳晕区肿块,易与乳腺癌混淆。一般鉴别可以通过仔细检查乳头是否有乳汁样混浊液体,以及局部皮肤是否发红及疼痛;也可以通过 B 超及乳腺钼靶区分,必要时通过手术切除,行肿块病理学检查予以鉴别。

【证型】

一、辨证分型

多见于非哺乳期或非妊娠期妇女,按病程发展常分为三个证型:按中医辨证,乳头凹陷时有溢液或有乳晕区结块,皮色如常,舌质淡红,苔薄白,脉弦,是肝郁气滞。乳晕部肿块突然增大,皮肤潮红,肿块压痛,成脓后,排出脓液灰白,疮面不易愈合,舌红,苔薄黄,脉弦数,是肝郁火旺。乳晕部瘘管形成,日久不愈或愈合后不久又复发,可伴有舌质紫气,苔薄白,脉滑,是阳虚痰凝、气血瘀滞。

二、证型辨识

1. 发病初期,以乳头溢液为主要表现,溢液多表现为间歇性、自发性,并可持续较长时间。溢液多见粉刺样物或油脂样物分泌,并带有臭味,也可见水样、乳汁样、浆液性、脓血性或血性。多数病人有乳头完全性或不完全性凹陷,其中相当部分病人的乳头凹陷为先天性的,也有一些病人乳头凹陷是在发病后逐渐发生的,常为肝郁气滞证。

2. 多数病人以乳晕部肿块为始发症状,肿块常向某一象限伸展,质硬,形状不规则,边界欠清,可持续静止在肿块期数月或数年,局部会出现皮肤潮红,肿块软化,疼痛或隐痛,但成脓期无明显跳痛,破溃后脓液中常夹有粉刺样物,并形成通向输乳孔的瘘管,创口久不收敛,或反复溃破。其中乳晕肿块处于静止期常为肝郁气滞证,而当肿块化脓时常为肝郁火旺证。

3. 乳房肿块软化,形成脓肿,破溃后流出脓液中常夹有粉刺样物或油脂样物。常形成通向输乳孔的瘘管,创口久不收敛或反复溃破,逐渐患部瘢痕形成,局部组织坚硬不平,乳头更现凹陷。瘘管有单纯性的,也有复杂性的。瘘管外口多位于乳晕部,也有位于乳房部的,但终究与乳头孔相通,常为阳虚痰凝证。

【辨证要点】

本病是发生于乳房的慢性非细菌性感染的乳腺化脓性疾病,病情发展较为缓慢,反复发作,缠绵难愈,但基本遵循"成形、成脓、溃破"三个阶段。发病初期以间歇性乳头溢液、乳房胀痛、乳头内陷为主要表现,继而形成肿块,再瘀而化热形成脓肿,破溃后迁延难愈形成瘘管。辨证也是根据这三个阶段局部的特征性表现进行辨证分型,因此,辨证的要点是明确疾病所处的阶段,再审证求因、审因论治即可。

【处方思路与方法技巧】

一、治疗原则

本病病情缠绵,治疗颇为棘手。临证按三型论治,溢乳期者,重在内治,疏肝解郁,健脾化湿;肿块期未成脓,唯以手术切除最为捷径;脓肿形成,则先宜切开排脓,再以挂线或切开治疗瘘管,必要时则施行单纯乳房切除术。但外治均宜辅助内治。炎症明显可结合使用抗生素,达到协同治疗的目的。

二、分证论治

1. 内治

(1)肝郁气滞证,治宜疏肝健脾、化湿散结,方用逍遥散加二陈汤加减。若痛不可近者,加八月札、橘叶,理气止痛;月经量少色暗、痛经者,加益母草、玄胡,活血调经。乳头溢液呈血性者,加牡丹皮、仙鹤草凉血止血;溢液呈水样者,加薏苡仁、泽泻以健脾化湿。

(2)肝郁火旺证,治宜清肝泻火、活血消肿,方用龙胆泻肝汤加减。大便干结者,加全瓜蒌、枳实以润肠通便;脓成难透者,加穿山甲、皂角刺以透脓;伴有发热者,加金银花、连翘以清热解毒。

(3)阳虚痰凝证,治宜温阳散寒、祛瘀化痰,方用阳和汤加减。若瘘管质地坚韧者,加白芥子、海藻、威灵仙化痰软坚;若腰疲乏力,加女贞子、旱莲草、首乌、海藻、杜仲补益肝肾。肿块质软者,加穿山甲、皂角刺;畏寒甚者,加熟附片、巴戟天;纳呆苔腻者,加苍术、砂仁。

2. 外治

(1)肿块期:肿块初起可用金黄膏外敷,每日换药一次。肿块缩小、无红热症状者,可行肿块切除或区段切除术。肿块增大液化、有波动者,可在局麻下行切开引流,术后根据创面情况选择黄连油布或药线蘸九一丹或五五丹引流。每日换药一次。肿块较大或皮肤粘连严重导致乳房变形者,可行皮下腺体切除或乳房单纯切除术。

（2）瘘管期:浆细胞性乳腺炎已形成瘘管者或急性炎症消退后,可用切开法、挂线法。切开瘘管后,勿使创面成桥形愈合,应使肉芽从基底部长起,并配合使用五五丹、九一丹、生肌玉红膏。

【临证处方变化】

1. 浆细胞乳腺炎早期　以溢乳为主要表现,可结合乳管镜检查,如为乳腺导管扩展伴炎症,可局部抗生素冲洗,再适当配合中药内服,并需定期复查。

2. 浆细胞乳腺炎肿块期　外敷中药配合抗生素使用,如肿块缩小,皮色不红,建议及时采用手术切除,并适当配合中药内服;如肿块脓成波动,及时切开,局部中药提脓祛腐及内服中药,也可配合使用抗生素,待脓腔缩小后也可采用手术切除。

3. 浆细胞乳腺炎瘘管期　可采用中药提脓祛腐,并口服中药协同治疗,此期病程缠绵,易反复发作,必要时可行乳房单纯切除术。

【转归与预后】

粉刺性乳痈往往发病缓慢,病程可长达数月或数年,且后期可导致乳房变形,是临床上比较棘手的一类慢性炎症。治疗过程中要注意以下几点:

1. 部分患者表现为乳晕区肿块易与乳腺癌混淆,应注意鉴别。

2. 本病当临床上遇到在非哺乳期出现乳房红、肿、热、痛或曾有类似症状,当症状消失后出现乳房肿块者,或发现乳晕或乳晕旁有窦道或瘘管者(包括手术后),即应考虑有此病的可能。若遇在乳晕周围有乳房肿块伴乳头溢液或乳头有内陷者,亦要考虑此病可能。

第三节　乳癖

乳癖是乳腺组织的既非炎症也非肿瘤的良性增生性疾病，是中青年妇女的常见病、多发病。其特点是单侧或双侧乳房疼痛并可出现增生结节，乳痛、增生结节与月经周期及情志变化密切相关。增生结节大小不等，形态不一，边界不清，质地中等，可伴有触痛。

本病由于情志不遂，忧郁不解，久郁伤肝，或受到精神刺激，急躁恼怒，导致肝气郁结，气机阻滞，蕴结于乳络，乳络经脉阻塞不通，不通则痛，从而引起乳房疼痛；肝气郁久化热，热灼津液为痰，气滞痰凝血瘀即可形成乳房肿块。或因冲任失调，使气血瘀滞，或阳虚痰湿内结，经脉阻塞而致乳房结块、疼痛、月经不调。本病的基本病机是气滞、血瘀、痰凝互结于乳房。多见于西医乳腺小叶增生病、乳腺囊性增生病、乳腺良性增生病等。

【诊断】

一、诊断要点

1. 多见于中青年妇女，常伴月经不调。

2. 乳房胀痛，经前可加重，经后减轻或消失，或随情绪变化而消长。

3. 乳中结块，一侧或双侧，可单发，但常多发。肿块呈条索状或片块状，或如椭圆形，质实韧，边界欠清，有轻压痛，表面尚光滑。

4. 部分患者可伴乳头溢液。

5. B超、乳腺钼靶检查　B超可发现乳腺腺体增厚，体积增大，内部回声增强，结构紊乱，分布不均等；乳腺钼靶可发现患乳组织呈毛玻璃状或棉絮状阴影，边界不清，密度增加，但无毛刺现象及细小钙化，并无乳腺结构扭曲。

二、诊断技巧

此病诊断具有两个要点：① 患者乳房随月经变化出现周期性疼痛，伴有增生结节；② B超、乳腺钼靶检查有助于进一步明确诊断。

三、鉴别诊断

1. **乳腺癌** 多数患者无意中发现乳房无痛性肿块，逐渐增大。肿块质地较硬，呈浸润生长，活动度差，局部皮肤可出现"酒窝症"及"橘皮样"改变，可伴乳头内陷、乳头血性溢液。同侧腋窝及锁骨上淋巴结可肿大。乳腺钼靶检查可见密度较高的肿块阴影，边缘境界不清，可见毛刺，聚集的砂粒样、针尖样钙化点以及"星芒状结构""乳腺结构扭曲"，血管增多、增粗、迂曲或模糊。必须指出，X线片上所见的肿块阴影较临床触及的肿块为小，此为乳腺癌与乳腺增生病鉴别的重要X线征象，必要时通过手术切除行肿块病理学检查予以鉴别。

2. **乳腺纤维腺瘤** 多见于20～30岁的女性，多为单发，亦有双侧多发者。肿块为无痛性，常在无意中触及发现，生长缓慢或数年无变化。乳房内触及单个或多个圆形、椭圆形肿块，部分呈分叶状，边界清晰，表面光滑，质硬不坚，按之如硬橡皮球感，与周边组织及皮肤均无粘连，活动度良好，无压痛或有轻压痛。B超检查可发现境界清楚的肿块影。必要时通过手术切除，行肿块病理学检查予以鉴别。

3. **乳痛症** 为单纯的乳腺上皮增生，以疼痛为主，乳房触诊阴性，疼痛区的乳腺体增厚，缺少肿块感，很少有乳头溢液。

【证型】

一、辨证分型

按中医辨证，乳房内多发肿块，伴有乳房疼痛，随喜怒而消长。肿块质地韧，形态不一，活动，边界不清，与皮肤无粘连；伴有心烦急躁、失眠多梦、舌苔薄白、脉弦滑，是肝郁痰凝。乳房内多发肿块,乳房疼痛不显,经前加重,经后减轻;肿块质地韧,形态不一,活动,边界不清,与皮肤无粘连;伴有月经不调、腰酸乏力,或闭经,舌苔白,脉弦细,是冲任失调。

二、证型辨识

1. 脾气急躁或抑郁者,乳房出现增生结节,伴有乳房疼痛,并随喜怒而消长,常为肝郁痰凝证。

2. 月经不调或流产过多者,乳房增生结节,乳房疼痛不显,增生结节经前加重、经后减轻,肿块质地韧,伴有月经不调、腰酸乏力,或闭经,舌苔白,脉弦细,常为冲任失调证。

【辨证要点】

本病是发生于乳腺组织的既非炎症也非肿瘤的良性增生性疾病,主要根据患者乳房出现的症状及体征变化,及情绪、月经等改变进行审证求因、审因论治。

【处方思路与方法技巧】

一、治疗原则

本病中医药治疗颇有特色。临证按两型论治:肝郁痰凝者重在"理气",疏肝理气,化痰散结;冲任失调者重在"调经",温肾助阳,调摄冲任。可结合情绪的调节、有效中成药的使用,必要时可使用雌激素受体拮抗剂他莫昔芬。但须警惕与乳腺癌的鉴别,一方面借助B超、钼靶鉴别,必要时通过手术切除行肿块病理学检查予以鉴别。

二、分证论治

1. 内治

(1)肝郁痰凝证,治宜疏肝理气、化痰散结,方用逍遥蒌贝散加减。面红口苦、心烦易怒者,加夏枯草、栀子;乳房胀痛明显者,加炙乳香、炙没药;若伴痛经者,加五灵脂、蒲黄;乳头溢液者,加牡丹皮、栀子、女贞子、旱莲草;少寐眠差者,加夜交藤、合欢皮。

（2）冲任失调证，治宜温肾助阳、调摄冲任，方用二仙汤加减。乳房疼痛明显者，加延胡索、郁金；腰膝酸软者加杜仲、桑寄生；月经不调者加当归、香附等。

2. 外治

（1）外敷法：采用药物直接作用于病变部位，通过透皮吸收和对经络穴位的刺激作用，改善乳房血运，并反射性调节机体内分泌系统，使局部经络的痰瘀消散，肿块软化。多为辅助疗法，如用阳和解凝膏掺黑退消或桂麝散盖贴等。但对外用药过敏者，应忌用之。

（2）耳针：取穴乳腺、神门、内分泌，刺双侧，每日一次，留针2～3小时，10次为1个疗程。可达到疏肝活血，调摄冲任的目的。

【临证处方变化】

1. 该病也可表现为痰瘀互结，乳房刺痛明显，月经行经不畅或伴有瘀血，舌质暗红，舌边尖有瘀斑，治法宜化痰散结，活血祛瘀，以血府逐瘀汤合逍遥蒌贝散加减。

2. 部分患者早期以乳头溢液或溢血为主要表现，可结合乳管镜检查，排除乳腺导管类疾病或癌变后，配合中药内服，并需定期复查。

3. 若患者病变程度较重，病程较长，或患者思想负担较重，有严重精神压力，影响生活和工作，建议采用手术治疗。

【转归与预后】

乳癖是临床上较为常见的一种乳房良性疾病，因患者主要表现为乳房肿块，易与乳腺癌混淆，故而应注意鉴别。

目前，中医药治疗为本病的一线治疗方法，治疗上当首选。对年龄较大（＞50岁）且经中医药治疗效果不明显者，再考虑西药激素治疗。手术在本病诊疗中的主要目的很大程度上是协助诊断，而非治疗，因为手术后引起的反应性增生有时会加重病情,因此在经过口服药物治疗无效或不能排除恶性病变时,再结合患者本人意愿考虑手术治疗。

第四节　乳痨

乳痨是一种发生在乳房部位的慢性化脓性疾病,多见于20～40岁的已婚体弱妇女。其特点是病程进展缓慢,初起乳房内有一个或数个结块如梅李,边界不清,皮肉相连,日久破溃,脓液质地较稀且杂有败絮状物,常伴有阴虚内热之证。

本病多因素体阴虚,或气血素亏,复感外邪,肝郁气滞,久郁化火,灼津为痰,痰火凝结而成;或因肺痨、瘰疬、肾痨等病所继发。本病辨证属阴,素体虚弱为本,外邪内伤是标。相当于西医的乳房结核。

【诊断】

一、诊断要点

1. 患者常为20～40岁已婚体弱妇女,多有原发结核病灶。

2. 好发于单侧乳房外上象限。初起形如梅李,推之可动,硬而不坚,皮色如常,触之不痛。成脓后,结块渐渐变软,按之应指。溃后发生一个或数个溃疡,流出脓液清稀并夹有败絮状物质;腐肉不脱,极难收口,形成空腔或漏管。

3. 病程进展缓慢,日久可有午后烦热、干咳颧红、形瘦食少、夜寐盗汗等阴虚火旺症状或神疲纳呆、脉虚等气血不足症状。

4. 患者胸部X线检查,可能发现结核病灶;血沉增快;结核菌素试验阳性;乳房活体组织检查表现为结核病病变。

二、诊断技巧

此病诊断具有三个要点:① 患者乳房结块,日久破溃,脓液清稀且杂有败絮状物;② 多伴有结核症状;③ 胸部X线、血沉、结核菌素试验、乳房活体组织等检查有助于进一步明确诊断。

三、鉴别诊断

1. 乳腺癌 好发于 35～55 岁,较乳房结核的发病年龄要晚 10～20 年,较少发生于妊娠、哺乳期。肿块质硬,多无疼痛,发展较快,转移性腋窝淋巴结大且硬。可有皮肤水肿及橘皮样改变。癌性溃疡呈菜花样或边缘高起,基地凹陷,有特殊恶臭味。硬化性乳房结核与乳腺癌临床表现相似,可行病理组织学检查。

2. 慢性乳腺炎 有急性乳腺炎病史,抗感染治疗有效。局部肿块皮色不变,韧硬不消,边缘不清,不热微痛,肿块无进行性肿大,可反复发作。全身症状不明显。辅助检查无结核病变的特异性表现。

3. 浆细胞性乳腺炎 有先天性乳头凹陷史。早期表现为乳头溢液,有粉刺样带臭味的分泌物,后期可在乳晕区出现大小不等的肿块,亦可成脓溃破,溃后疮口经久不敛,疮口与乳头相通形成瘘管。区别有困难时,可做窦道分泌物抗酸杆菌及结核杆菌培养。

【证型】

一、辨证分型

按中医辨证,乳房肿块形如梅李,皮色如常,质地硬韧,不痛或微痛,推之可动,舌质正常,苔薄腻,脉弦滑,是气滞痰凝。结块溃后脓稀薄夹有败絮状物质,神疲乏力,舌淡,苔薄白,脉虚无力,是正虚邪恋。若兼有潮热颧红,干咳痰红,形瘦食少,舌红苔少,脉细数,是阴虚痰热。

二、证型辨识

1. 乳房肿块形如梅李,不红不热,质地硬韧不痛或微痛,推之可动;伴心情不畅,胸闷胁胀;舌质正常,苔薄腻,脉弦滑,证属气滞痰凝。

2. 乳房结块渐大,皮色暗红,肿块变软,溃后脓稀薄夹有败絮状物质,日久不敛,伴有窦道;伴面色㿠白,神疲乏力,食欲不振;舌淡,苔薄白,脉虚无力,证属正虚邪恋。

3. 溃后脓出稀薄,夹有败絮状物质,形成窦道,久不愈合;潮热颧红,干咳痰红,形瘦食少;舌质红,苔少,脉细数,证属阴虚痰热。

【辨证要点】

本病是由结核杆菌感染所致的一种发生于乳房部位的慢性特异性感染,可分为原发性和继发性两种。病情发展较为缓慢,发病初期以乳房肿块,皮色如常,不痛或微痛为主要表现,继而肿块渐大变软,破溃后脓液稀薄夹杂败絮状物质,并伴有较明显的全身结核症状。辨证应根据局部的特征性表现,明确疾病所处的阶段,审证求因、审因论治即可。

【处方思路与方法技巧】

一、治疗原则

本病临证按三型论治:气滞痰凝者重在疏肝解郁,化痰散结;正虚邪恋者重在扶正透脓;阴虚痰热者重在养阴清热。必要时可采用中西医结合的治疗方法,利用链霉素、利福平、异烟肼、乙胺丁醇等抗结核治疗。

二、分证论治

1. 内治

(1)气滞痰凝证,治宜疏肝解郁、化痰散结,方用开郁散合消瘰丸加减。常用药物有柴胡、当归、白芍、白术、茯苓、白芥子、全蝎、郁金、香附、贝母、夏枯草、玄参、猫爪草、牡蛎。若肝火旺者,加山栀、丹皮;偏阳虚者,加熟地、肉桂。

(2)正虚邪恋证,治宜扶正托里透脓,方用托里消毒散加减。常用药物有生黄芪、当归、白芍、茯苓、香附、枸杞子、银花、炮山甲、猫爪草、夏枯草、甘草。若气血虚甚,可加用紫河车。

（3）阴虚痰热证,治宜养阴清热,方用六味地黄汤合清骨散加减。常用药物有生地、熟地、茯苓、丹皮、山萸肉、山药、泽泻、银柴胡、鳖甲、青蒿、地骨皮、知母、夏枯草、猫爪草。若痰中夹血丝者,可加三七粉、仙鹤草、大蓟、小蓟。

2. 外治

（1）早期用阳和解凝膏,或木香饼外贴,促进结块吸收消散。

（2）脓成溃破,用五五丹或九黄丹直撒疮面,盖以红油膏。

（3）腐尽肌生时,以生肌散或生肌玉红膏敷之,每日或隔日换药1次。

（4）成漏者参照"乳漏"外治法。

【临证处方变化】

部分患者后期脓肿破溃后形成窦道,经久难愈,窦道口附近皮肤与肿块相连,颜色紫红,有时伴有较大范围的坏死,甚至窜延胸胁、腋下,应在扶正托里透脓的基础上,采用外治法,扩创引流,然后以五五丹或白降丹外敷疮面。

【转归与预后】

乳痨即西医的乳房结核疾病,是结核杆菌感染所致,一旦乳房脓肿破溃后形成窦道、溃疡,病程经久难愈,常伴有明显的结核中毒症状,故治疗应采取中西医结合的方法。抗结核治疗必须早期、联合、适量、规律、全程使用。

第五节　乳漏

乳漏,又名乳瘘,即生长于乳房或乳晕部的慢性炎性管道,其特点是患部时流清水,或杂有败絮样物,疮口常凹陷,周围皮色紫暗;如疮口在乳晕部者多见乳头内缩,脓液臭秽,兼有豆腐渣样物排出,不易收口,收口后亦容易复发。

本病多由于乳痈、乳发等疾病调治失当,疮口经久不愈而致。乳房部漏管,多因乳痈、乳发失治,脓出不畅;或切开不当,损伤乳络,乳汁从疮口溢出,以致长期流脓、溢乳而形成;或因乳房溃后,身体虚弱,日久不愈所致。乳晕部漏管,多因乳头内缩凹陷,感染毒邪;或脂瘤染毒溃脓,疮口久不愈合而成。基本病机是正虚余邪未清,辨证当分清邪正虚实。相当于西医的乳房感染性疾病溃后脓出不畅所引起的慢性炎性管道,如急性乳腺炎、浆细胞性乳腺炎、乳房结核等。

【诊断】

一、诊断要点

1. 乳房部漏发病前常有乳痈、乳发、乳疽、乳房破溃或切开病史。疮口迁延日久。时流脓血或乳汁,疮面肉芽不鲜,周围皮肤潮湿浸淫。若因乳痨溃破成漏者,疮口常为凹陷,疮周皮肤紫暗,脓水清稀或杂有败絮状物,并伴有潮热、盗汗等症。

2. 乳晕部漏常发生于非哺乳期的 20~40 岁妇女,伴有先天性乳头凹陷。起病突然,发展迅速,乳晕下肿块大小不等,伴有疼痛,皮肤色红,约 1 周后成脓溃破,脓液中伴有粉渣样物,并有臭味,疮口多与乳窍相通,常可形成管道,以致疮口反复发作,久不收口,病程可长达数月或数年。

3. 辅助检查乳腺 X 线导管造影常有助于明确乳漏管道的方向及发现可能存在的支管。

二、诊断技巧

此病诊断具有三个要点:① 乳房部漏发病前常有乳痈、乳发等病史,乳晕部漏常伴有先天性乳头凹陷;② 疮口脓水淋漓,或杂有乳汁或豆腐渣样分泌物,溃口经久不愈;③ 乳腺 X 线导管造影常有助于明确诊断。

三、鉴别诊断

1. 乳腺导管内乳头状瘤 乳头溢液多为血性或咖啡样,乳房肿块多不可触及,或可在乳晕下触及直径不超过 1 cm 的肿块。行乳腺导管镜检查可在管腔内发现肿瘤占位改变,乳管 X 线造影和溢液涂片细胞学检查也有助于鉴别诊断。

2. 浆细胞性乳腺炎　有先天性乳头凹陷史。早期表现为乳头溢液,有粉刺样带臭味的分泌物,后期可在乳晕区出现大小不等的肿块,亦可成脓溃破,溃后疮口经久不敛,疮口与乳头相通形成瘘管。区别有困难时,可做窦道分泌物抗酸杆菌及结核杆菌培养。

【证型】

一、辨证分型

按中医辨证,乳房或乳晕部红肿疼痛,恶寒发热,舌质淡红苔薄黄,脉滑数,是正虚毒恋。乳痈、乳发溃后成漏,疮口时流脓血或乳汁,面色少华,舌淡苔薄,脉细,是气血两亏。

二、证型辨识

1. 乳房或乳晕部红肿疼痛,恶寒,发热,便秘,溲赤,舌质淡红,苔薄黄,脉滑数,证属正虚毒恋证。

2. 乳痈、乳发溃后成漏,疮口迁延日久,时流脓血或乳汁,疮面肉芽不鲜。面色少华,神疲乏力,舌淡,苔薄,脉细,证属气血两亏证。

【辨证要点】

本病多由于乳痈、乳发等疾病调治失当,疮口经久不愈而致。辨证应根据局部的特征性表现,明确疾病所处的阶段,审证求因、审因论治即可。

【处方思路与方法技巧】

一、治疗原则

本病临证按两型论治。正虚毒恋证,治宜扶正托毒;气血两亏证,治宜益气补血,托里透脓。

二、分证论治

1. 内治

（1）正虚毒恋证，治宜扶正托毒，方用银花甘草汤加减。常用药物有银花、甘草、蒲公英、鹿衔草、生黄芪、白芷、皂角刺。若脓出不畅者，加炮山甲。

（2）气血两亏证，治宜益气补血，托里透脓，方用十全大补汤合托里消毒饮加减。常用药物有生黄芪、蒲公英、生地、当归、川芎、白芍、党参、白术、茯苓、甘草。若气血虚甚，可加用紫河车；偏阳虚者，加熟地、肉桂。

2. 外治　敷贴法适用于乳房部漏，先用提脓祛腐药，如七三丹或八二丹药线拔管，外敷红油膏；脓尽后改用生肌散、生肌玉红膏，均需用厚棉垫加压，以利疮口愈合。

【临证处方变化】

部分患者乃乳痨溃后而成乳漏，疮口凹陷流脓，淋漓不尽，久难收口，脓水清稀，或杂有败絮状物，潮热颧红，夜寐盗汗，身体消瘦，舌红少苔，脉细数，证属阴虚痰热。治宜养阴清热，方选六味地黄汤合清骨散加减。若虚汗多者，可加五味子、五倍子、糯稻根等。

【转归与预后】

乳漏相当于西医的乳房感染性疾病溃后脓出不畅所引起的慢性炎性管道，基本病机是正虚余邪未清，辨证当分清邪正虚实，内外治结合治疗。若无效时，则宜采取手术切除治疗。

第六节　乳疬

乳疬是以男性、儿童单侧或双侧乳晕部发生扁圆形肿块，触之疼痛为主要表现的乳房异常发育症。分为男性乳房发育异常和儿童乳房发育异常两大类，前者见于中、老年男性，多为继发性;后者见于 10 岁左右儿童,多为原发性。

乳头属肝,男子乳房属肾,故本病与肝肾有关。多因情志不畅,肝气郁结,气郁化火,炼液成痰,痰气互结,脉络失和而成;或先天肾气不足,后天肝肾亏虚,冲任失调,肝失所养,气滞痰凝而成。相当于西医的男性乳腺异常发育症。

【诊断】

一、诊断要点

1. 一侧或双侧乳晕部出现扁圆形肿块,质地中等或稍硬,边缘清楚,或单侧乳房明显增大,或双侧乳房呈对称性或不对称性增大,大小不一,状如发育期的少女乳房。多伴有乳房胀痛和轻度压痛。

2. 患者可伴有其他女性特征,如声音变尖,缺少胡须,阴毛呈女性分布。肝脏功能损害严重、前列腺疾病、睾丸疾病的患者,亦易并发本病。

3. 辅助检查　部分患者肝功能检查提示存在慢性活动性肝功能损伤,性激素水平失调。B 超及钼靶 X 线可进一步明确诊断。

二、诊断技巧

此病诊断具有两个要点:① 发病多为儿童及中老年男性,或继发于肝脏、睾丸、肾上腺、下丘脑—垂体、甲状腺类疾病;② 肝功能、性激素、B 超及钼靶 X 线常有助于明确诊断。

三、鉴别诊断

1. 假性男性乳房发育症　肥胖男性乳房常因脂肪堆积而增大,与本病的鉴别在于乳房触诊时,手指按压乳头,可有一种按入孔中的空虚感,常伴有髋部脂肪沉积。X 线阴影无明确边界,亦无导管增生影。

2. 男性乳腺癌　乳晕下有质硬无痛性肿块,并迅速增大,肿块与皮肤及周围组织粘连固定,乳头回缩或破溃;乳头溢液,时为血性,同时腋下淋巴结肿大。肿块穿刺细胞学检查对诊断有一定鉴别意义。

【证型】

一、辨证分型

按中医辨证,乳房肿块疼痛,触痛明显,胸胁牵痛,是肝气郁结。乳房结块,疼痛不甚,腰酸神疲,体弱矮小,是肾气不足。

二、证型辨识

1. 乳房肿块疼痛,触痛明显,胸胁牵痛,性情急躁,遇事易怒,舌红苔薄黄,脉弦,证属肝气郁结。

2. 乳房结块,疼痛不甚,腰酸神疲,体弱矮小,舌质淡胖,苔薄,脉细无力,证属肾气不足。

【辨证要点】

本病分为男性乳房异常发育和儿童乳房异常发育两大类,前者见于中、老年男性,多为继发性;后者见于 10 岁左右儿童,多为原发性。辨证应根据局部的特征性表现,明确疾病所处的阶段,审证求因、审因论治即可。

【处方思路与方法技巧】

一、治疗原则

本病临证按两型论治。肝气郁结证,治宜疏肝散结;肾气不足证,治宜调摄冲任,化痰散结。

二、分证论治

1. 内治

(1)肝气郁结证,治宜疏肝散结,方用逍遥蒌贝散加减。常用药物有柴胡、当归、茯苓、香附、橘叶、甘草、全瓜蒌、陈皮、半夏、贝母、南星、生牡蛎、山慈姑。若肝郁化火严重者,加山栀、丹皮、夏枯草。

(2)肾气不足证,治宜调摄冲任、化痰散结,方用二仙汤加减。常用药物有仙茅、仙灵脾、苁蓉、当归、制香附、海藻、昆布、牡蛎、莪术、生地、山萸肉。若肿块不消,可加熟地、炮山甲;疼痛甚者,加乳香、没药。

2. 外治

(1)阳和解凝膏加黑退消,外贴于患处。

(2)针灸取穴膻中、乳根、合谷、太冲、肝俞、肾俞、关元、太溪,耳针取乳腺、肝、肾、胸等。

【临证处方变化】

部分中老年患者乳房结块,隐隐作痛,乳头、乳晕皮色较深,头晕耳鸣,五心烦热,口干津少,舌质红,苔少,脉细数,证属肾阴亏虚。治宜滋阴泻火、化痰软坚,方选知柏地黄汤加减。

另有患者乳房肿块,阵发性胀痛,触痛明显,面色淡白,腰腿酸软,神疲体倦,小便清长,舌淡苔白,脉沉细,证属脾肾两虚。治宜温肾健脾、化痰散结,方选二仙汤合参苓白术散加减。

【转归与预后】

本病分为原发性和继发性两种。对于继发性男性乳腺发育症,在预防原发病的基础上可采取以下措施:保持心情舒畅,避免恼怒忧思;节制房事,平时忌烟酒及辛辣刺激食品;避免服用对肝脏有损害的药物。肝病患者适当进行保肝治疗,有助于本病的康复。

第七节　乳衄

乳窍不时溢出少量血液,称为乳衄。多发于40～50岁经产妇女。其特点是乳头单个或多个乳孔溢出血性液体,或伴有乳晕下单发肿块。

本病多由忧思郁怒,肝气不舒,郁久化火,迫血妄行;或因肝郁伤脾,肝脾不和,脾不统血所致。辨证要点为肝郁脾虚、血失统藏。相当于西医的乳腺导管内乳头状瘤。

【诊断】

一、诊断要点

1. 一侧或双侧乳晕部出现肿块,质地韧,边缘清楚,无压痛,与皮肤无粘连。

2. 乳窍内时有淡黄色或淡红色的液体渗出,多在污染衣服时方被发现。按压肿块时,可见血性液体从乳孔溢出,且肿块略有缩小。

3. 辅助检查乳头分泌物细胞学检查、乳腺 X 线导管造影,可进一步明确诊断。

二、诊断技巧

此病诊断具有三个要点:① 发病多为 40～50 岁经产妇女;② 乳窍内时有淡黄色或淡红色的液体渗出,伴一侧或双侧乳晕部肿块;③ 乳头分泌物细胞学检查、乳腺 X 线导管造影常有助于明确诊断。

三、鉴别诊断

1. **乳腺增生病**　主要表现为周期性的乳房胀痛,乳房检查可发现孤立或多发条索、结节或片状肿物,边界不清,质地较韧,活动可,有疼痛、触痛,症状在月经前明显,经后症状减轻或消失,少数可伴有乳头溢液,多为浆液性或乳汁样。

2. **乳管内乳头状癌**　也发生在乳腺导管内,有乳头溢血,早期与导管内乳头状瘤很难鉴别。乳头状癌肿块一般大于 1 cm,多位于乳房中央或乳晕深处,或乳晕区以外的乳腺组织中,表面不光滑,可与表面粘连,腋下淋巴结可触及肿大。导管造影显示导管中段管壁被破坏,可见致密肿块影,有的呈放射状、毛刺状,与乳头状瘤不同。病理学检查可将两者鉴别。

【证型】

一、辨证分型

按中医辨证,乳窍流血色鲜红,乳晕部肿块压痛明显,性情急躁,乳房及两胁胀痛,舌红苔薄黄,脉弦,是肝郁火旺。乳窍溢液色淡红,乳晕部肿块压痛不甚,舌淡苔薄白,脉细,是脾不统血。

二、证型辨识

1. 乳窍流血色鲜红或暗红,乳晕部可扪及肿块,压痛明显,性情急躁,乳房及两胁胀痛,胸闷嗳气,口中干苦,失眠多梦,舌质红,苔薄黄,脉弦,证属肝郁火旺。

2. 乳窍溢液色淡红或淡黄,乳晕部可扪及肿块,压痛不甚,多思善虑,面色少华,神疲倦怠,心悸少寐,纳少,舌质淡,苔薄白,脉细,证属脾不统血。

【辨证要点】

本病常以乳头溢血溢液、乳晕下肿块为主症,肿块与皮肤无粘连,压痛不甚或明显,同时可伴有肝火偏旺症状或脾虚症状,临床辨证应根据局部的特征性表现,审证求因、审因论治即可。

【处方思路与方法技巧】

一、治疗原则

本病临证按两型论治。肝郁火旺证,治宜疏肝解郁、清热凉血;脾不统血证,治宜健脾养血。

二、分证论治

1. 内治

(1)肝郁火旺证,治宜疏肝解郁、清热凉血,方用丹栀逍遥散加减。常用药物有柴胡、白芍、白术、当归、丹皮、山栀、茯苓、生姜、薄荷、炙甘草。若血色鲜红者,加生地、小蓟;乳房胀痛者,加橘叶、香附、川楝子;肿块不消者,加山慈姑、贝母、牡蛎。

(2)脾不统血证,治宜健脾养血,方用归脾汤加减。常用药物有人参、白术、黄芪、当归、远志、茯神、枣仁、木香、生姜、大枣、炙甘草、龙眼肉。若心烦不寐者,可加柏子仁、炒枣仁;食欲不振者,加太子参、橘叶、砂仁。

2. 外治

（1）阳和解凝膏或阳毒内消散外贴于患处。

（2）生大黄粉以蜂蜜调成糊状敷贴肿块处，可消肿止血。

【临证处方变化】

本病经保守治疗效果不明显者，可采取手术治疗。术前在肿块所在位置的乳晕轻压，顺乳头溢液指示，寻找病变导管，用一钝性探针从导管开口插入，沿着探针方向做放射状切口或在乳晕边缘做弧形切口，切开皮肤，游离皮肤至乳头下，轻轻将探针上下挑动，辨明乳管，找到扩张的乳腺导管。在乳晕下游离导管，直到乳头皮肤之下，用中号丝线结扎后切断导管，沿乳腺导管边缘做锐性分离，切除病变的导管组织，分层缝合切口。术后需送病理学检查。

【转归与预后】

一般认为，单纯的乳腺导管内乳头状瘤是一种良性病变，将病变所在导管局部切除，即可以获得满意的疗效。但导管乳头状瘤病生物学特性倾向恶变，属于癌前期病变，故慎重采取治疗措施甚为重要。本病少数患者由于致病内环境存在，手术后仍可在乳房其他导管内新生导管内乳头状瘤，应视为多发性而非原肿瘤复发。

第八节　乳岩

乳岩是指乳房部的恶性肿瘤，发病年龄一般在 40～60 岁，绝经期妇女发病率相对较高。其特点是乳房部出现无痛、无热、皮色不变而质地坚硬的肿块，推之不移，表面不光滑，凹凸不平，或乳头溢血，晚期溃烂，凹如泛莲。

本病多由情志失调、饮食失节、冲任不调及外感风寒之气或先天禀赋不足引起机体阴阳平衡失调、脏腑失和而致。相当于西医的乳腺癌。

【诊断】

一、诊断要点

早期常无意中发现无痛、单发的肿块,质地硬,表明不光滑,境界欠清,与皮肤固定。

肿块日渐增大,局部隆起,皮肤"酒窝征"、"橘皮样"改变,乳头扁平、回缩、凹陷。后期与胸壁固定,形成皮肤溃疡。

腋窝淋巴结肿大质硬、无痛,早期可动,后期数目增多,融合成团,则相对固定。

辅助检查乳房钼靶 X 线片、乳房彩色多普勒 B 超和细胞学检查均可进一步明确诊断。

二、诊断技巧

此病诊断具有五个要点:① 发病多为 40～60 岁妇女,且以绝经期妇女居多;② 乳房肿块多为单发,无痛,质硬不光滑,境界欠清,活动度不佳;③ 可出现皮肤"酒窝征"、"橘皮样"改变;④ 伴有腋窝下淋巴结肿大;⑤ 乳房钼靶 X 线片、乳房彩色多普勒 B 超和细胞学检查常有助于明确诊断。

三、鉴别诊断

1. 乳腺增生病 该病发病率较高,为临床上常见的乳腺良性病变。常见于中青年妇女,可引起乳房腺体增厚和数个颗粒样、片块样结节,质地中等,不与皮肤及胸壁粘连,可有程度不等的自觉疼痛或触痛,其症状、体征常随月经周期变化,一般无腋窝淋巴结肿大。钼靶 X 线摄片、活检或细胞学检查可资鉴别。

2. 乳腺纤维腺瘤 该病多见于 20～25 岁年轻妇女。肿块多单发,缓慢增大,少数可能增大较快。形态大多呈圆形或椭圆形,部分为结节状,边界清楚,表明光滑有包膜感,活动度大,质韧,肿块不痛或少数有轻度疼痛。乳腺 X 线片上纤维腺瘤为边界清晰,密度增高或降低,质地均匀的圆形或分叶状肿物。

3. 浆细胞性乳腺炎　发病年龄平均为 35 岁。起病突然，病变进展迅速，乳腺弥漫性肿胀，肿块增长速度较乳腺癌快。也有仅以肿块为主，缓慢增长，持续数月，甚至数年，或急性炎症与慢性炎症交替反复发病，缠绵不愈，是其发病特点。肿块边界不清，可出现乳头凹陷、乳头溢血等症状。活检可进一步明确诊断。

4. 乳腺导管内乳头状瘤　本病是发生乳头溢液最常见的原因，乳头溢液多为血性或咖啡样，乳房肿块多不可触及，或可在乳晕下触及直径不超过 1 cm 的肿块。行乳腺导管镜检查可在管腔内发现肿瘤占位改变，乳管 X 线造影和溢液涂片细胞学检查也有助于鉴别诊断。

【证型】

一、辨证分型

按中医辨证，乳房结块，皮色如常，质地坚硬，胸闷不适，舌苔薄白，脉弦滑是肝郁痰凝。乳房结块坚硬，月经失调，舌质淡红，脉沉细，是冲任失调。岩肿溃破，血水淋漓，色紫，食欲不振，身体消瘦，脉弦涩，是毒蕴溃烂。乳岩晚期，局部状如菜花，时渗血水，面色苍白，舌质淡红苔薄白，脉沉细，是气血两虚。

二、证型辨识

1. 乳房结块，皮色如常，质地坚硬，皮核相亲，心情不舒，胸闷不适，舌苔薄白，脉弦滑，证属肝郁痰凝。

2. 乳房结块坚硬，月经失调，舌质淡红、苔薄白，脉沉细，证属冲任失调。

3. 岩肿溃破，血水淋漓，色紫，食欲不振，身体消瘦，舌苔薄黄，脉弦涩，证属毒蕴溃烂。

4. 乳岩晚期，局部状如菜花，时渗血水，疼痛难忍，面色苍白，动则气短，身体瘦弱，食欲不振，舌质淡红苔薄白，脉沉细，证属气血两虚。

【辨证要点】

本病是女性最常见的恶性肿瘤之一。发病初期以乳房无痛性肿块为主要表现,继而肿块迅速增长,与周围组织形成粘连,后期可破溃,凹如泛莲。辨证也是根据不同阶段局部的特征性表现,明确疾病所处的阶段,进行辨证分型,结合审证求因、审因论治即可。

【处方思路与方法技巧】

一、治疗原则

本病临证按四型论治:肝郁痰凝证,治宜疏肝解郁、化痰散结;冲任失调证,治宜调理冲任、理气散结;毒蕴溃烂证,治宜解毒扶正;气血两虚证,治宜调补气血。

二、分证论治

1. 内治

(1)肝郁痰凝证,治宜疏肝解郁、化痰散结;方用神效瓜蒌散合开郁散加减。常用药物有瓜蒌、当归、乳香、没药、柴胡、白芍、白术、茯苓、香附、郁金、全蝎、白芥子、天葵子、炙甘草。若疼痛重者,加玄胡、枳壳;气郁重者,加青皮、川楝子。

(2)冲任失调证,治宜调理冲任、理气散结;方用二仙汤合开郁散加减。常用药物有柴胡、当归、白芍、白术、茯苓、香附、郁金、全蝎、白芥子、天葵子、仙茅、淫羊藿、巴戟天、知母、黄柏、炙甘草。若肿块坚硬不化者,加三棱、莪术。

(3)毒蕴溃烂证,治宜解毒扶正;方用化岩汤加减。常用药物有人参、黄芪、忍冬藤、当归、白术、茯苓、白芥子、茜草根、白花蛇舌草、半枝莲。

(4)气血两虚证,治宜调补气血;方用归脾汤加减。常用药物有人参、白术、黄芪、当归、远志、茯神、枣仁、木香、生姜、大枣、炙甘草、龙眼肉。

2. 外治 手术治疗是治疗乳腺癌的主要手段,有多种术式,临床应根据患者的具体病情,合理采用。最为常用的是保留胸大、小肌的改良根治术,切除病变乳房并清扫同侧腋下淋巴结。

【临证处方变化】

1. 部分患者术后会发生皮瓣坏死,治宜益气养血、托毒外出,方选托里消毒散加减。常用药物有生黄芪、生甘草、白术、茯苓、赤白芍、当归、银花、川芎、白芷等。

2. 也有患者会出现术后上肢水肿,治宜活血化瘀、通络止痛、解毒消肿,方选补阳还五汤加减。常用药物有黄芪、赤芍、川芎、桂枝、桃仁、红花、羌活、桑枝、茯苓、半枝莲、车前草等。

3. 经手术、放化疗治疗后的患者通常会出现胃肠功能紊乱症状,如食欲减退、恶心干呕、腹胀腹泻、神疲乏力、面色少华,舌淡,苔薄,脉细滑,治宜益气健脾、和胃降逆,方选香砂六君子汤加减。

【转归与预后】

一般认为,乳腺癌是全身疾病的局部表现,临床上应根据其临床分期、组织学分类、证候类型及患者的个体情况,合理地选用最佳的治疗方法。临床多以手术治疗为主,配合化疗、放疗、内分泌疗法、免疫疗法及中医药疗法为主的综合性治疗。

针对本病,中医药治疗在围手术期具有明显优势。术前中医药治疗可促使癌细胞产生退行性变及坏死,有利于术前控制病情。术后采取中医药治疗则有助于尽快恢复体质,改善或减轻术后不良反应,为下一步接受放化疗做充分的准备。

第三章　瘿病证

第一节　气瘿

气瘿是瘿病的一种,因其具有患部肿块柔软无痛,可随喜怒消长的特点,故称为气瘿。本病女性发病率较男性略高。一般都发生在青春期,在流行地区常出现于入学年龄。

本病以平素食物中摄入的碘量不足是外因,加上情志抑郁、忧怒无节为内因,使气化失调,升降障碍,痰浊壅聚而致。基本病机为肝郁气滞,或肝肾不足。相当于西医的单纯性甲状腺肿及部分地方性甲状腺肿。

【诊断】

一、诊断要点

1. 本病多流行于山区高原地带,分为弥漫性肿大和结节性肿大两种。前者好发于青年女性,发于青春期、孕期及哺乳期者尤多;后者则多见于流行地区,常出现于学龄儿童。

2. 初起颈前一侧或两侧呈弥漫性肿大,肿势日渐增加,边缘不清,皮色如常,按之软绵,并不疼痛。如肿胀过大,可呈下垂,感觉沉重,但不溃破,可随喜怒而消长。

3. 辅助检查　B超提示单纯性甲状腺肿大。

二、诊断技巧

此病诊断具有三个要点:① 发病多以青年女性及学龄儿童为主;② 颈前肿块柔软无痛,可随喜怒消长;③ B超常有助于明确诊断。

三、鉴别诊断

1. 肉瘿　相当于西医的甲状腺腺瘤或甲状腺囊肿。多为单侧发病,呈圆形或类圆形,形态较规则,边界清楚,质地韧硬。

2. 瘿痈　相当于西医的急性甲状腺炎。其特点为起病急骤,甲状腺肿胀,疼痛、触痛明显,患者常伴有发热、咽喉疼痛等全身症状。

【证型】

一、辨证分型

按中医辨证,颈前肿大,随喜怒而消长,倦怠、气短,舌质淡红,苔薄白,脉细弱,当属肝郁脾虚。

二、证型辨识

颈前肿大,弥漫对称,随喜怒而消长,四肢倦怠、气短,食欲不振,形体消瘦,夜寐不安,舌质淡红,苔薄白,脉细弱,证属肝郁脾虚证。

【辨证要点】

本病以颈前肿块,柔软无痛,可随喜怒消长为主症,患者伴有倦怠气短、食欲不振、舌淡脉细。临床辨证应根据局部的特征性表现,审证求因、审因论治即可。

【处方思路与方法技巧】

一、治疗原则

本病肝郁脾虚证,治宜疏肝解郁、健脾益气。

二、分证论治

1. 内治　肝郁脾虚证,治宜疏肝解郁、健脾益气,方用四海舒郁丸加减。常用药物有木香、陈皮、海带、海藻、海蛤粉、海螵蛸、昆布、党参、白术。若气滞甚者,加青皮、柴胡;肿胀明显者,加浙贝母、生牡蛎。

2. 外治　针灸治疗:取曲池、阿是穴、天突,耳针选肾上腺、内分泌区,每日1次,15次为1个疗程。

【临证处方变化】

如该病不及时诊断治疗,迁延日久,可出现颈前肿块增大,伴有头晕,呼吸困难,吞咽时堵塞感加重,或头颈部血液回流受阻等症状,提示气机受阻,升降失调,脏腑功能受累,为甲状腺肿块体积过大,产生压迫气管、食管、血管甚至神经等,治疗应考虑采取手术切除,但发于青春期者不宜手术。

【转归与预后】

本病的发生多与水土、情志有关。饮食失调,或久居山区,水土失宜,一则影响脾胃功能,使脾失健运,不能运化水湿,聚而成痰;二则影响气血的正常运行,痰气瘀结颈前则发为瘿病。故而本病治疗首先考虑保守治疗,但当肿块巨大,压迫气管、食管、血管甚至神经等,治疗应考虑采取手术切除,但发于青春期者不宜手术。

第二节 肉瘿

瘿病皮色不变,肿块局限而柔韧者,称为肉瘿。其特点是颈前喉结一侧或两侧结块,柔韧而圆,如肉之团,能随吞咽动作而上下移动,发展缓慢。好发于女性青年及中年人。

本病多因情志内伤,肝郁脾虚,痰湿结聚,气血为之壅滞,聚而成形所致。基本病机为肝郁气滞,正虚邪侵。相当于西医的甲状腺腺瘤(囊肿)。

【诊断】

一、诊断要点

1. 本病好发于女性青年及中年人,病程发展较为缓慢。

2. 颈前喉结一侧或两侧结块,柔韧而圆,如肉之团,能随吞咽动作而上下移动。

3. 辅助检查 B 超及[131]I 核素扫描均提示为甲状腺良性

肿瘤。

二、诊断技巧

此病诊断具有三个要点：① 发病多见于女性；② 瘿病皮色不变，肿块局限而柔韧；③ B超及^{131}I核素扫描常有助于明确诊断。

三、鉴别诊断

1. 甲状舌骨囊肿 肿块位于颈部正中，囊性，一般不随吞咽上下移动，但能随伸舌动作上下移动。

2. 瘿痈 甲状腺的急性炎症，特点是急性发病，甲状腺肿大疼痛，并伴有发热等其他症状。

【证型】

一、辨证分型

按中医辨证，颈部肿物，不红不热，随吞咽上下移动，舌质淡红、苔薄白，脉弦，是气滞痰凝。

二、证型辨识

颈部肿物，不红不热，随吞咽上下移动，无明显全身症状，舌质淡红、苔薄白，脉弦，当属气滞痰凝证。

【辨证要点】

本病以颈前喉结一侧或两侧结块，柔韧而圆，如肉之团，能随吞咽动作而上下移动为特点，临床辨证应根据局部的特征性表现，审证求因、审因论治即可。

【处方思路与方法技巧】

一、治疗原则

本病气滞痰凝证治宜理气解郁、化痰软结。

二、分证论治

1. 内治 气滞痰凝证，治宜理气解郁、化痰软结；方用海藻玉壶汤加减。常用药物有海藻、陈皮、贝母、连翘、昆布、青皮、独活、川芎、当归、海带、制半夏、甘草、柴胡、白芍、白术、茯苓。若脾气虚、便溏者,加炒白术、山药;舌质紫或有瘀斑者,加川芎、丹参;伴梅核气症状者,可加苏梗、绿萼梅等。

2. 外治

(1)阳和解凝膏掺黑退消,外敷于患处。

(2)针刺取定喘穴,隔日针刺1次。

【临证处方变化】

1. 部分患者除颈部肿块外,伴有急躁易怒,怕热多汗,心悸失眠,舌质红、苔薄,脉沉细,提示气阴两虚,治宜益气养阴、软坚散结,方选生脉散合海藻玉壶汤加减。

2. 少数患者可发生肿物短期内突然增大,并出现局部疼痛,是因腺瘤囊内出血所造成,此时应采取手术切除治疗。

【转归与预后】

甲状腺腺瘤的病因不明,多数学者认为除由甲状腺残存胚胎细胞发展而成外,还可能与慢性促甲状腺素的刺激、甲状腺放射及缺碘等因素有关。

甲状腺腺瘤的治疗一般应以手术治疗为主,因本病有引起甲亢和甲状腺癌变的可能。

第三节　瘿痈

瘿痈是以颈前肿块疼痛,微有灼热,吞咽时可随之上下移动为主要症状的疾病。本病常发生于病毒性上呼吸道感染之后,是颈前肿块和甲状腺疼痛的常见原因,多见于30～40岁女性。

本病多因风温、风火客于肺胃,内有肝郁胃热,积热上壅,挟痰蕴结,以致气血凝滞,郁而化热所成。基本证型为肺胃热毒证。治疗以清热解毒为基本治则。相当于西医的急性或亚急性甲状腺炎。

【诊断】

一、诊断要点

1. 多发生于中年女性,起病前多有上呼吸道炎症、感冒、咽痛等病史。

2. 颈部肿胀多突然发生,常在寒战、高热后颈部迅速肿大,并有局部焮红、灼热、触痛,疼痛可波及耳和枕部。

3. 辅助检查血白细胞及中性粒细胞比例升高,提示有细菌感染病灶存在。

二、诊断技巧

此病诊断具有三个要点:① 起病前多有上呼吸道炎症、感冒、咽痛等病史;② 颈部肿块红肿热痛明显,且患者常伴有寒战、发热等全身症状;③ 血白细胞及中性粒均提示感染存在。

三、鉴别诊断

1. 颈痈 相当于西医的颈部急性化脓性淋巴结炎,发病在颈部两侧,皮肤渐红,肿痛灼热,易脓易溃。

2. 锁喉痈 相当于西医的喉部蜂窝织炎,其特点是急性发病,颈部红肿绕喉,甚则呼吸困难,汤水难下,全身症状较严重。

【证型】

一、辨证分型

按中医辨证,颈部局部结块,疼痛明显,恶寒发热,苔薄黄,脉浮数或滑数,是风热痰凝。肿块坚实作胀,重按才感疼痛,痰多,苔黄腻,脉弦滑,是气滞痰凝。

二、证型辨识

1. 颈部局部结块,疼痛明显,恶寒,发热,头痛、口渴、咽干,苔薄黄,脉浮数或滑数,证属风热痰凝。

2. 颈部肿块坚实,轻度作胀,重按才感疼痛,牵连至后枕部,或有喉间梗塞感,痰多,苔黄腻,脉弦滑,证属气滞痰凝。

【辨证要点】

本病主症是颈前肿胀结块,发病突然,数日前常有咽痛、咳嗽发生,病邪入侵,传变迅速,入里化热,肺胃积热夹痰蕴结于颈前,以致气血瘀滞,经络阻塞发病。临床辨证应根据局部的特征性表现,审证求因、审因论治即可。

【处方思路与方法技巧】

一、治疗原则

本病临证按两型论治:风热痰凝证,治宜疏风清热化痰;气滞痰凝证,治宜疏肝理气、化痰散结。

二、分证论治

1. 内治

(1)风热痰凝证,治宜疏风清热化痰,方用牛蒡解肌汤加减。常用药物有牛蒡子、薄荷、荆芥、连翘、山栀、丹皮、石斛、玄参、夏枯草。若遇咽痛甚者,加玄参、桔梗;肿而有块者,加贝母、僵蚕。

(2)气滞痰凝证,治宜疏肝理气,化痰散结,方用柴胡疏肝汤加减。常用药物有柴胡、生地、当归、白芍、川芎、黄芩、山栀、天花粉、防风、牛蒡子、连翘、甘草、丹参、莪术、赤芍、夏枯草。若心悸多汗者,可加天门冬、麦冬;便秘者,加全瓜蒌、桃仁。

2. 外治 宜采用箍围药治疗,可选用金黄散用水调成糊状外敷患处,每日 1 次。

【临证处方变化】

若上述治疗不能控制病情,或早期对该病认识不足而致失治,则有可能发生高热不退,颈前肿块继续增大,疼痛明显,局部皮肤红赤灼热,触痛明显,按之有波动感,伴有明显气促、咳嗽、吞咽困难,舌红苔黄腻,脉滑数。此乃痰瘀热互结,郁久化热,肉腐成脓。治宜透脓托毒,方选透脓散加减。外治法可考虑行穿刺抽吸脓液或切开排脓,同时使用提脓祛腐药,使内蓄之脓毒早日排出。

【转归与预后】

　　本病相当于西医的急性、亚急性甲状腺炎，临床上很容易引起误诊误治，如不及时处理，会造成感染病灶的迅速扩散，使脓肿侵入深部颈组织，从而破坏气管、食管，甚至进入纵隔造成严重后果，使治疗更加困难。

　　现代医学研究发现，急性甲状腺炎还可能与胚胎腮弓闭合不全等先天性畸形有关，最为常见的是先天梨状沟瘘，易引起甲状腺反复化脓性感染。经钡餐或喉镜检查证实者待炎症消退后，按甲状腺手术切口，在炎症组织中寻找瘘管，做相应治疗。

第四节　石瘿

　　石瘿是在颈中一侧或两侧出现肿块，坚硬如石，高低不平，不能随吞咽动作而上下活动为主要表现的甲状腺疾病。

　　本病多因情志不遂，肝气郁滞，脾失健运，痰湿内生，气滞血瘀痰凝所致，亦由肉瘿日久，耗精伤血，痰浊久瘀而成。病机为浊气、痰湿、痰血、邪火交结。病至后期，气血、阴精耗伤，又多表现为阴虚火旺和气血耗伤证状。相当于西医的甲状腺癌。

【诊断】

　　一、诊断要点

　　1. 多见于 40 岁以上患者，女多于男，或既往有肉瘿病史。

　　2. 颈部肿块质地坚硬，表面高低不平，活动受限，随吞咽上下移动小或不动。早期即出现淋巴结肿大。

　　3. 辅助检查同位素^{131}I 扫描为凉结节（或冷结节），B 超提示为实质性结节，内部及周边血流丰富，并伴有颈部淋巴结肿大。配合 CT 扫描、活体组织检查可进一步明确诊断。

二、诊断技巧

此病诊断具有两个要点：① 颈部结块坚硬如石,高低不平,不可随吞咽上下移动；② 同位素^{131}I扫描、B超常有助于明确诊断。

三、鉴别诊断

1. 甲状腺瘤或囊肿 为甲状腺一侧或双侧单发性或多发性结节,表面平滑,质地较韧,无压痛,吞咽时移动度大。囊肿张力大,也可表现质硬。甲状腺同位素扫描、B超检查等可帮助诊断。仍鉴别困难时,可穿刺行细胞学检查。

2. 慢性甲状腺炎 以慢性淋巴结性和慢性纤维甲状腺炎为主。

慢性淋巴结性甲状腺炎,起病缓慢,甲状腺弥漫性肿大,质地坚韧有弹性,如橡皮样,表面光滑,与周围正常组织无粘连,可随吞咽运动活动,局部不红不痛无发热,可并发轻度甲状腺功能减退,晚期压迫症状明显,其他检查有血沉加快,肝功能絮状反应阳性,血清蛋白电泳分析示γ球蛋白增高,甲状腺扫描常示摄^{131}I减少且分布不匀。

慢性侵袭性纤维性甲状腺炎,甲状腺逐渐肿大,质地异常坚硬,如岩石样。其特点为侵袭甲状腺周围组织,甲状腺被固定,不能随吞咽活动,其也可压迫气管、食管,引起轻度呼吸困难或吞咽困难,但一般不压迫喉返神经或颈交感神经节。晚期多合并有甲状腺功能减退。鉴别困难时,可行穿刺细胞学检查。

【证型】

一、辨证分型

按中医辨证,肿块增大较快,坚硬如石,活动度差,舌质红、苔薄白,脉弦,是痰瘀内结。若伴有形瘦体倦或声音嘶哑,舌质暗红、少苔,脉沉涩,是瘀热伤阴。

二、证型辨识

1. 颈部肿块增大较快,坚硬如石,活动度差,舌质红、苔薄白,脉弦,证属痰瘀内结。

2. 肿块溃破,流血水,颈部触及转移硬结,形瘦体倦或声音嘶哑,舌质暗红、少苔,脉沉涩,证属瘀热伤阴。

【辨证要点】

本病以颈部肿块,坚硬如石,表面高低不平,活动度差,伴有局部淋巴结肿大,早期痰瘀内结较为明显,发展至疾病后期则表现为日久化热,耗气伤阴。临床辨证应根据患者的特征性表现,审证求因、审因论治即可。

【处方思路与方法技巧】

一、治疗原则

本病临证按两型论治。痰瘀内结证,治宜解郁化痰,活血消坚;瘀热伤阴证,治宜和营养阴。

二、分证论治

1. 内治

(1)痰瘀内结证治宜解郁化痰,活血消坚,方用海藻玉壶汤加减。常用药物有海藻、陈皮、贝母、连翘、昆布、青皮、独活、川芎、当归、海带、制半夏、三棱、莪术、白花蛇舌草、山慈姑。若胀重明显,可加郁金、夏枯草;刺痛明显者,加乳香、没药。

(2)瘀热伤阴证,治宜和营养阴,方用通窍活血汤合养阴清肺汤加减。常用药物有赤芍、川芎、桃仁、红花、葱白、生姜、大枣、生地、麦冬、玄参、贝母、丹皮、白芍、薄荷。若口干甚者,加炙龟板、枸杞子;手抖明显者,酌加天麻、钩藤。

2. 外治 一旦确诊为甲状腺癌,手术切除是最佳的治疗方法。其具体方法往往依据癌细胞的种类、肿瘤大小、是否转移、年龄及性别等而有所差别。依照手术切除的范围,大致可分为全甲状腺切除、近全甲状腺切除或次全甲状腺切除、小部分甲状腺切除等。

【临证处方变化】

1. 老年患者或患地方性甲状腺病多年,突然甲状腺增大,声音嘶哑、憋气、吞咽困难,或因手术、放疗、化疗后而心肾阴虚者,治宜滋阴补肾、养心安神,方选补心丹与都气丸加减。

2. 部分患者颈前肿块有时胀痛,咳嗽多痰,瘰疬丛生,舌质灰黯,苔厚腻,其则筋骨疼痛,大便干,脉弦滑,治宜化痰软坚、消瘿解毒,方选海藻解毒汤加减。

【转归与预后】

在恶性肿瘤中,甲状腺癌的预后总的来说比较好。不少甲状腺癌已有转移,但病人仍能存活十余年。涉及预后的因素很多,诸如年龄、性别、病理类型、病变的范围、转移情况和手术方式等,其中以病理类型最为重要。分化良好的甲状腺癌患者,95%可以较长期存活,特别是乳头状腺癌的生物学特性倾向良好,预后最好,但少数也可间变为恶性程度极高的未分化癌;未分化癌的预后最差,病人往往在半年内死亡。肿瘤体积越大,浸润的机会越多,其预后也越差。据有关统计学资料,有无淋巴结转移并不影响病人的生存率,原发肿瘤未获控制或出现局部复发,可致死亡率增高,肿瘤直接蔓延或浸润的程度比淋巴结转移更具有重要性。

第四章　皮肤及性传播病证

第一节　热疮

热疮即西医的"单纯疱疹"，本病为感染单纯疱疹病毒引起的常围绕口、鼻腔、外生殖器分布的群集性疱疹。其特点是皮损好发于皮肤黏膜交界处，为成群的水疱，多在一周后痊愈，易于复发。

本病常因素体蕴热，外感时毒，热毒互结，阻于肺胃二经，蕴蒸皮肤而生；或因肝经湿热下注，阻于阴部而成；或因反复发作，热邪伤津，阴虚内热所致。

【诊断】

一、诊断要点

1. 多见于发热后或高热过程中，或日晒、饮食不节、过度劳累、月经来潮等诱因。

2. 好发于皮肤黏膜交界处，如口周、鼻腔、外生殖器等处。

3. 皮疹为红斑基础上的群集性小水疱，多为一群。

4. 有程度不等的灼热、痒痛感。

5. 有反复发作史。

二、诊断技巧

此病诊断具有三个要点：① 有一定的诱因及反复发作史；② 多发生于皮肤黏膜交界处；③ 为簇集性小水疱，多为一群。

三、鉴别诊断

1. 带状疱疹　带状疱疹多单侧发病，沿周围神经呈带状分布的群集性水疱，伴有神经痛，大多数愈后不再复发。

2. 脓疱疮　单纯疱疹结痂时需与脓疱疮相鉴别。脓疱疮多见于儿童,夏天常见,疱疹较大,疱壁较薄,多结黄厚痂,接触传染性强。

【证型】

一、辨证分型

根据中医辨证常分为三个证型:群集性水疱,发于面部,灼热刺痒,大便干,小便黄,舌红,苔薄黄,脉浮数,是肺胃风热。疱疹发于外阴,灼热痛痒,舌红苔黄腻,脉弦数或滑数,是湿热下注。疱疹反复发作,迁延日久,舌红,苔少,脉细数,是阴虚内热。

二、证型辨识

1. 临床所见的单纯疱疹多见于口角、唇缘、眼睑、鼻孔下方、颧颊部,尤以口唇、鼻周为多,灼热刺痒,口干苦,身热心烦,小便黄赤,大便干结,舌红苔薄黄,脉浮数,常为肺胃风热证。

2. 临床上还可见到部分患者疱疹发生于外生殖器处,水疱易破糜烂,局部灼热,疼痛,常伴有尿频尿急,小便黄赤、大便干结,舌红苔黄腻,脉弦数或滑数,常为湿热下注证。

3. 临床所见的单纯疱疹多为复发型,若平素体虚或频繁发作者,病程较长,局部可见簇集水疱,可伴有色素沉着,口咽干燥,口渴欲饮,午后潮热,舌红,苔少,脉细数,为阴虚内热证。

【辨证要点】

单纯疱疹是皮肤科常见病,虽有自限性,但极易复发,易对患者的正常生活产生干扰。对其的辨证应明了本病的病理性质总属虚实夹杂,实证又分为风热和湿热,虚实夹杂则为阴虚内热。在本病的发展过程中,初起多为实证,日久渐成虚实夹杂证。

【处方思路与方法技巧】

一、治疗原则

临证按三型论治,实证属风热、湿热者,治宜疏风清热解毒、清热利湿解毒;虚实夹杂证为阴虚内热,治宜养阴清热解毒。

二、分证论治

1. 内治

(1)肺胃风热证,治宜疏风清热解毒,方用辛夷清肺饮合竹叶石膏汤加减。

(2)湿热下注证,治宜清热利湿解毒,方用龙胆泻肝汤加板蓝根、紫草、玄胡等。

(3)阴虚内热证,治宜养阴清热解毒,方用增液汤合沙参麦冬汤加板蓝根、马齿苋、紫草、石斛等。

2. 外治

(1)水疱未破时,可外搽解毒搽剂(雄黄 15 g,枯矾 15 g,炉甘石适量,共研细末,以黄芩水加至 100 ml,再加甘油 5 ml),每日 2 次。

(2)水疱已破、糜烂渗液明显者,可用蒲公英、大青叶、马齿苋、野菊花等,煎水冷湿敷。

(3)皮疹干燥结痂者可外涂黄芩膏。

【临证处方变化】

临床中如遇症情较重者,仍需同时使用抗病毒西药内服、外搽。

【转归与预后】

热疮为临床常见的皮肤病,病程较短,约为一周,但极易复发,容易对患者生理及心理造成一定的影响。平素应积极锻炼,增强体质,防止感冒;忌食辛辣肥甘之品;劳逸结合,对反复发作者应尽量去除其诱发因素。

第二节　蛇串疮

蛇串疮即西医的"带状疱疹",是一种由水痘－带状疱疹病毒引起的急性疱疹性皮肤病。本病四季可发,传染性小,部分病例发疹前有带状疱疹或水痘接触史,以成人多见。常突然发生,表现为数群密集的小水疱,沿一侧周围神经呈带状排列,常伴有神经痛和局部淋巴结肿痛。本病病程一般为 2～4 周,愈后极少复发。

本病的发生与情志不遂,肝气郁结,久而化火妄动兼感毒邪,循经而发有关;或因饮食不节,脾失健运,湿热内蕴兼感毒邪,外溢肌肤而成;或因年老体弱或久病体虚者,湿热毒蕴,以致气血凝滞,经络阻隔不通,疼痛剧烈,病程迁延。总之,本病初期以湿热火毒为主,后期是正虚血瘀为患。

【诊断】

一、诊断要点

1. 有带状疱疹或水痘接触史,或有疲劳、严重疾病等诱因。

2. 以成年人为主要发病人群,好发于肋间神经及三叉神经支配区域。

3. 皮疹为数群簇集性小水疱,成单侧条带状分布。

4. 患者自觉疼痛明显,年长者明显。

5. 病程具有自限性,一般 2～4 周,愈后极少复发。

二、诊断技巧

此病诊断具有两个要点:① 皮疹为单侧条带状排列的多群簇集性水疱;② 患者自觉疼痛。

三、鉴别诊断

1. 单纯疱疹　多发生于皮肤黏膜交界处,皮疹为针头大小到绿豆大小的水疱,常为一群,1 周左右痊愈,但易复发。

2. 当患者仅出现疼痛尚未出现皮疹时,往往因为神经痛而诊断为肋间神经痛、肩周炎、坐骨神经痛、胆囊炎、心绞痛、急性阑尾炎等,除做相应检查外,还应考虑到带状疱疹的可能,应密切观察有无皮疹的出现。

【证型】

一、辨证分型

根据中医辨证常分为三个证型。皮疹鲜红,疱壁紧张,灼热刺痛,舌红苔黄或黄腻,脉弦数,是肝经湿热。皮疹淡红,水疱较多,疱壁松弛,破后糜烂渗液,疼痛较轻,舌淡胖,苔白厚或白腻,脉沉缓或滑,是脾湿内蕴。皮疹虽干涸、结痂、脱落,但疼痛不止,痛如针刺或隐痛绵绵,舌紫暗或有瘀斑,苔白,脉沉涩,是气滞血瘀。

二、证型辨识

1. 患者皮疹鲜红,疱壁紧张,灼热刺痛,多发于胸胁或头面,自觉口苦咽干,烦躁易怒,食欲欠佳,大便干结,小便短赤,舌红苔黄或黄腻,脉弦数,常为肝经湿热证。

2. 患者皮疹淡红,水疱较多,疱壁松弛,破后糜烂渗液,疼痛较轻,多发于腹部及下肢,口渴而不欲饮,胃纳不香,腹胀便溏,舌淡胖,苔白厚或白腻,脉沉缓或滑,常为脾湿内蕴证。

3. 年老体弱之人,患病后皮疹虽干涸、结痂、脱落,但疼痛不止,痛如针刺或隐痛绵绵,以致夜寐不安,心烦神萎,舌紫暗或有瘀斑,苔白,脉沉涩,常为气滞血瘀证。

【辨证要点】

本病的致病因素不外乎湿、热及外感毒邪,脏腑则不离肝胆及脾,其病机总属湿热毒邪搏结,阻遏经络,气血不通,以致疼痛剧烈,迁延日久。本病初期以实证为多,后期常以虚实夹杂为主。

【处方思路与方法技巧】

一、治疗原则

本病治疗以清热利湿、行气止痛为大法。初期以清热利湿、解毒止痛为主;后期以活血行气止痛为主;体虚者,以扶正祛邪与通络止痛并用。

二、分证论治

1. 内治

（1）肝经湿热，治宜清热利湿、解毒止痛，方用龙胆泻肝汤加减。发于头面者，加牛蒡子、野菊花；若发于眉眼，可加用谷精草；发于上肢，可加姜黄；发于腰背，可加杜仲、桑寄生；有血疱者，可加水牛角、丹皮、白茅根等。

（2）脾湿内蕴，治宜健脾利湿、解毒止痛，方用除湿胃苓汤加减。发于下肢，可加牛膝、黄柏；水疱大而多者，可加土茯苓、萆薢、车前草等。

（3）气滞血瘀，治宜活血化瘀、行气止痛，方用柴胡疏肝散合桃红四物汤加减。心烦失眠者，可加珍珠母、酸枣仁；疼痛剧烈者，可加制乳香、制没药、玄胡索；年老体虚者可加用党参、黄芪等。

2. 外治

（1）水疱未破者，可用解毒搽剂、三黄洗剂等外搽。

（2）水疱已破，渗液较多者，可用生大黄、黄芩、黄柏、苦参、蒲公英、紫地丁、大青叶等煎水冷敷；渗液较少者，可用青黛散、黄灵丹麻油调敷。

（3）水疱干燥结痂者，可用黄芩油膏外搽。

【临证处方变化】

带状疱疹在临床上比较常见，神经痛是本病的特征。辨证虽有侧重不同，但论治时应全面考虑，综合治疗，同时使用抗病毒药、止痛药、营养神经药物等。同时在疾病初期，宜酌情添加活血通络、理气止痛之品，如延胡索、郁金、制乳香、制没药之类。而在疾病后期，红斑水疱尚未全退时，亦应当考虑酌加清热利湿之品。

【转归与预后】

蛇串疮是一种病毒性疾病，具有自限性，一般病程2～4周，愈后不再复发,但极少数人仍可出现复发现象,临床上较为棘手的是后遗神经痛。平素应积极锻炼,增强体质,忌食辛辣肥甘之品,避免过度疲劳。

第三节 疣

疣是一种由病毒感染而引起的皮肤良性浅表性赘生物,因其皮损形态及发病部位不同而名称各异。发生于手背、手指、头皮等处者,称千日疮、疣目、枯筋箭或瘊子;发于颜面、手背、前臂等处者,称扁瘊;发于足跖部及趾间者,称牛程蹇;发于颈周围及眼睑部位,呈细软丝状突起者,称线瘊;发于胸背部有脐窝的赘疣,称鼠乳。本病西医亦称疣,一般分为寻常疣、扁平疣、跖疣、丝状疣、传染性软疣等。尖锐湿疣归入性传播疾病内讨论。

本病的发生总因气血不和,腠理不密,外感风热毒邪,或因肝虚血燥,筋气不荣,外感风热毒邪,以致气血凝滞而成。寻常疣、扁平疣数目较多时,宜内外合治,其余疣多采用外治为主。

【诊断】

一、诊断要点

1. 寻常疣 一般发生于青年和儿童,好发于手背、手指、足缘等处,为大小不一的隆起性赘生物,表面粗糙,质地硬,数目不定,有自体接种现象,多无自觉症状。

2. 扁平疣 好发于年轻人,分布于面部、手背,多为骤然出现,米粒大小扁平丘疹,表面光滑、质地硬,淡褐色或正常皮色,圆形、椭圆形,零星分散或聚集成群,可因搔抓而沿抓痕呈串状排列,即 Koebner 现象。皮疹数目往往较多,偶有微痒。消退前疣基底部常会突然发红,痒,甚至增多。病程呈慢性经过,多数患者在 1～2 年或更久自行消退,但可复发。

3. 跖疣 发生于足底、趾间,皮疹为大小不一的角化性淡黄或褐黄色胼胝样斑块或扁平丘疹,表面粗糙不平,中央微凹,边缘绕以稍高的角质环。去除角质层后,其下方有疏松的角质软芯,可见毛细血管破裂出血而形成小黑点,数目不定,常有疼痛。

4. 丝状疣 呈细长线状突起,顶端角化,好发于中老年人的颈、眼睑,一般无自觉症状。

5. 传染性软疣 好发于儿童、青年,为粟粒至黄豆大的半球形丘疹,呈灰白或珍珠色,表面有蜡样光泽,中央有脐凹,可以从中排出或压出乳白色干酪样物质,称为软疣小体,本病一般无明显的自觉症状。临床可分为两型,儿童型:通过皮肤直接接触或经传播媒介而感染,皮疹常见于手背、四肢、躯干及面部;成人型:皮疹可发生于掌跖外的任何部位,也可发生于黏膜。可经性行为传播,疣体多见于生殖器、臀、下腹部、耻骨部及大腿内侧区及肛周皮肤。

二、诊断技巧

根据各种疣的皮疹特征和好发部位,本病诊断不难。① 寻常疣以手背、手指、足缘等处多见的大小不一的隆起性赘生物,表面粗糙,质地硬,数目不定。② 扁平疣好发于年轻人,分布于面部、手背,多为骤然出现,米粒大小扁平丘疹,零星分散或聚集成群,可见到因搔抓而沿抓痕呈串状排列的改变。③ 跖疣发生于足底、趾间的大小不一的角化性淡黄或褐黄色胼胝样斑块或扁平丘疹,表面粗糙不平,中央微凹,边缘绕以稍高的角质环,疼痛明显。④ 丝状疣呈细长线状突起,顶端角化,好发于中老年人的颈、眼睑,一般无自觉症状。⑤ 传染性软疣好发于儿童、青年,为粟粒至黄豆大的半球形丘疹,呈灰白或珍珠色,表面有蜡样光泽,中央有脐凹,可以从中排出软疣小体。临床可分为两型:儿童型和成人型。

三、鉴别诊断

1. 跖疣与鸡眼相鉴别 鸡眼多生于足底和趾间,损害为圆锥形的角质增生,表面为褐黄色鸡眼样的硬结嵌入皮肉,垂直按压痛明显。

2. 跖疣与胼胝相鉴别 胼胝也发于跖部受压迫处,为不整形角化斑片,中厚边薄,范围较大,表面光滑,皮纹清晰,疼痛不甚。

【证型】

一、辨证分型

寻常疣、扁平疣数目较多时,宜内外合治,其余疣多采用外治为主。

寻常疣一般分两个证型:皮疹较少,散在分布,针头至黄豆大小乳头状突起,表面粗糙,高出皮肤,色黄或红,或伴轻痒,舌红,苔薄,脉弦数,是风热血燥。疣目表面粗糙不平,蓬松枯槁,状如花蕊,色灰或褐,舌淡红,苔薄白,脉弦细,是肝虚血燥。

扁平疣一般分两个证型:皮疹淡红,数目较多,或微痒,或不痒,舌红,苔薄白或薄黄,脉浮数或弦,是风热蕴结。皮疹较硬,大小不一,其色黄褐或黯红,不痒不痛,舌红或黯红,苔薄白,脉沉弦,是热瘀互结。

二、证型辨识

1. 寻常疣

(1)发疹早期,发展迅速,皮疹较少,散在分布,针头至黄豆大小乳头状突起,表面粗糙,高出皮肤,色黄或红,或伴轻痒,舌红,苔薄,脉弦数,常为风热血燥证。

(2)皮疹日久不消,数目较多,大小不一,高出皮肤,疣目表面粗糙不平,蓬松枯槁,状如花蕊,色灰或褐,伴面色无华,肢体麻木,筋脉拘急,爪甲不荣,舌淡红,苔薄白,脉弦细,常为肝虚血燥证。

2. 扁平疣

(1)皮疹初发,色淡红,数目较多,粟粒至黄豆大小扁平隆起,或微痒,或不痒,病程短,伴口干不欲饮,舌红,苔薄白或薄黄,脉浮数或弦,常为风热蕴结证。

（2）皮疹日久不消,病程较长,皮疹较硬,大小不一,其色黄褐或黯红,数目较多,不痒不痛,舌红或黯红,苔薄白,脉沉弦,常为热瘀互结证。

【辨证要点】

疣在临床上是常见病,中药内服治疗,较适用于扁平疣,而单发的寻常疣、跖疣、丝状疣及传染性软疣,则以局部治疗为主,对多发性寻常疣则需内外并治。本病的发生总因气血不和,腠理不密,外感风热毒邪,或因肝虚血燥,筋气不荣,外感风热毒邪,以致气血凝滞而成。

【处方思路与方法技巧】

一、治疗原则

本病以清热解毒散结为主要治法。疣目、扁平疣数目较多时,宜内外合治;其余疣多采用外治为主。

二、分证论治

1. 内治

（1）寻常疣

① 风热血燥证,治宜疏风清热,解毒消疹,方用桑菊饮加减。

② 肝虚血燥证,治宜养血柔肝,活血散结,方用当归饮子加减。

（2）扁瘊

① 风热蕴结证,治宜疏风清热,解毒散结,方用桑菊饮加减。

② 热瘀互结证,治宜活血化瘀,清热散结,方用桃红四物汤加减。

疣目、扁瘊皮损少者及鼠乳、掌跖疣、丝状疣,均不需内服治疗。

2. 外治

（1）各种疣均可选用木贼草、板蓝根、马齿苋、香附、苦参、白鲜皮、薏苡仁等中药，煎汤趁热洗涤患处，每天 2～3 次，可使部分皮疹脱落。

（2）推疣法：用于治疗头大蒂小，明显高出皮面的疣。在疣的根部用棉花棒与皮肤平行或呈 30°角，向前推进，用力不宜猛。有的疣体仅用此法即可推除，推除后创面压迫止血；或掺上桃花散少许，并用纱布盖贴，胶布固定。

（3）传染性软疣可用消毒针头挑破患处，挤尽白色乳酪样物。

（4）丝状疣除采用推疣法外，亦可用细丝线或头发结扎疣的根底部，数日后即可自行脱落。

（5）鸦胆子散敷贴法：先用热水浸洗患部，用刀刮去表面的角质层，然后将鸦胆子仁 5 粒捣烂敷贴，用玻璃纸及胶布固定，3 天换药 1 次。

【临证处方变化】

对于多发性寻常疣、跖疣，可用液态氮进行冷冻，使疣体组织坏死脱落或局麻下，用微波治疗仪、多功能电离子治疗仪、CO_2 激光机烧灼或凝固疣体，使疣体组织气化或坏死脱落，可同时配合中药煎剂外泡。

【转归与预后】

疣是因病毒感染而引起的皮肤浅表赘生物，多见于儿童和青年人，持续时间长，影响美观，进而影响患者的生活。数目不多的寻常疣、跖疣、丝状疣、传染性软疣经过物理治疗往往疗效明显，而扁平疣的治疗有时较为棘手。

第四节　风热疮

　　风热疮即西医的"玫瑰糠疹",是一种以红斑鳞屑为主的急性自限性炎症性皮肤病。常发于春秋季节,青壮年多见,皮疹好发于躯干和四肢的近端。初发时多在躯干部先出现玫瑰红色的母斑,上有糠秕样鳞屑,继则分批出现较多、形态相仿而较小的子斑,与皮纹走向一致。不经治疗,一般经过 4～6 周皮疹可自行消退,少数迁延数月甚至更久,愈后留有暂时性色素沉着或色素减退,一般不再复发。

　　本病多因过食辛辣炙煿,或情志抑郁化火,导致血分蕴热,复感风热外邪,内外合邪,风热凝滞,郁闭肌肤,闭塞腠理而发病;或风热日久化燥,灼伤津液,肌肤失养而致。

【诊断】

一、诊断要点

　　1. 多见于青少年、成年人,春秋季。

　　2. 好发部位为躯干、四肢近端。少数患者也可波及头面部、四肢远端及口腔黏膜。

　　3. 皮疹　多数患者在躯干或四肢近端先出现一个直径 2～3 cm 的圆形或椭圆形橙红色鳞屑性斑疹(母斑),1～2 周后渐在四肢近端及躯干出现多数与母斑形态一致但较小的斑疹(子斑),其长轴与皮纹走向一致。

　　4. 自觉症状　瘙痒程度不等。

　　5. 病程　本病有自限性,经 4～6 周消退,遗留有暂时性色素减退或色素沉着。部分病程可迁延半年以上,亦有长达数年之久。一般不再复发。

二、诊断技巧

　　此病诊断具有三个要点:① 发病部位为躯干和四肢的近

端;② 皮疹为淡红色细屑性斑疹,与皮纹走向一致;③ 有母子斑的现象。

三、鉴别诊断

1. 体癣　皮疹呈圆形,边缘有丘疹水疱,渐向外扩大,中心炎症较轻,鳞屑中可查见真菌的菌丝及孢子。

2. 二期梅毒疹　皮疹呈铜红色或暗红色,泛发分布,手掌及足跖部有孤立角化性圆形脱屑性斑丘疹,有不洁性交史,生殖器硬下疳史。梅毒血清反应呈阳性。

3. 银屑病　好发于四肢伸侧、头皮及骶尾部,红斑上鳞屑较厚,而刮除有薄膜现象及点状出血,病程较长。

4. 花斑癣　病程长、冬季呈白色,夏季呈黄褐色,可融合呈片状,真菌检查呈阳性。

【证型】

一、辨证分型

按中医辨证,发病急,皮损呈圆形或椭圆形淡红色斑片,中心有细微的皱纹,表面有糠秕状的鳞屑,舌红,苔白或薄黄,脉浮数,是风热蕴肤。皮疹为暗红色斑片,鳞屑较多,舌红,苔少,脉弦数,是风热血燥。

二、证型辨识

1. 发病初期,皮损呈圆形或椭圆形淡红色斑片,中心有细微的皱纹,表面有糠秕状的鳞屑,伴有心烦口渴,便干溲赤,舌红,苔白或薄黄,脉浮数,常为风热蕴肤证。

2. 病久,皮疹为暗红色斑片,鳞屑较多,皮损范围较大,瘙痒较剧,伴有抓痕、血痂等,舌红,苔少,脉弦数,常为风热血燥证。

【辨证要点】

风热疮以实证居多,但亦有少数迁延数月而表现为虚证。其发病系由血热内蕴,外受风邪而致腠理闭塞,郁久化热而生燥。血热内蕴为其本,风热邪毒外侵为其标。

【处方思路与方法技巧】

一、治疗原则

本病以疏风清热止痒为主要治法,初期以疏风清热为主,后期以养血活血为主。

二、分证论治

1. 内治

(1)风热蕴肤证,治宜疏风清热止痒;方用消风散加减。伴有咽痛者,可加金银花、牛蒡子、板蓝根、蒲公英;瘙痒明显者,可加白鲜皮、地肤子等。

(2)风热血燥证,治宜清热凉血,养血润燥;方用凉血消风散加减。可加鸡血藤、何首乌、白芍,养血润燥;加玄参、丹皮,凉血养阴;加防风、白蒺藜、白鲜皮,祛风止痒。

2. 外治

(1)用三黄散洗剂外搽,或5%~10%的硫磺软膏外涂。

(2)用苦参 30 g、蛇床子 30 g、川椒 12 g、明矾 12 g 煎汤外洗。

【临证处方变化】

本病发生前多有上感病史,因此,在辨证论治的基础上可加抗病毒的药物,如紫草、大青叶、板蓝根、虎杖等。如皮疹处于进行期者,可用中药汤剂内服,配合紫外线照射,能有效缩短病程。

【转归与预后】

风热疮是一种自限性疾病,一般经过 4~6 周皮疹可自行消退,但有些病例往往迁延数月甚至更久。愈后留有暂时性色素沉着或色素减退,一般不再复发。

第五节　黄水疮

黄水疮即西医的"脓疱疮"，是一种发于皮肤、有传染性的化脓性皮肤病。皮损主要表现为红斑、浅在性脓疱和脓痂，有接触传染和自体接种的特性，常在托儿所、幼儿园或家庭中传播流行。夏秋季多见，面部、四肢等暴露部位易受累。在潮湿和高温季节，患痱子、湿疹、疥疮等时易发病。

本病多因夏秋季节，气候炎热，湿热交蒸，暑湿热邪袭于肌表，以致气机不畅，疏泄障碍，熏蒸皮肤而成。若小儿机体虚弱，肌肤娇嫩，腠理不固，汗多湿重，暑邪湿毒侵袭，更易发病，且可相互传染。反复发作者，邪毒久羁，亦可造成脾气虚弱。

【诊断】

一、诊断要点

1. 多见于气候炎热的夏季，以儿童为好发人群。

2. 约 90％的损害初发于暴露部位，尤多见于头面及四肢。

3. 皮疹初起为红色斑点或粟粒大小的丘疹或水疱→迅速变为脓疱，周围红晕明显→易破溃形成糜烂面→滋流黄水→干燥后结脓痂→脱落→痊愈。

4. 自觉瘙痒。

5. 一般 1～2 周可痊愈，但易复发。

二、诊断技巧

此病具有个诊断两个要点：① 多见于夏季、儿童、暴露部位；② 皮损主要表现为红斑、浅在性脓疱和脓痂，有接触传染和自体接种的特性。

三、鉴别诊断

1. 水痘　好发于冬春季节，全身症状较明显，散在、对称分布于躯干的黄豆大发亮水疱，周围绕有较大的红晕，化脓、结痂的现象较轻,常侵及黏膜。

2. 继发性脓皮病　多因虱病、疥疮、湿疹、虫咬皮炎等继发感染而成,脓疱壁较厚,破后疱陷成窝,结成厚痂。

【证型】

一、辨证分型

按中医辨证,皮疹多而脓疱密集,色黄,四周有红晕,破后糜烂面鲜红,舌红,苔黄腻,脉濡数或滑数,是暑湿热蕴。皮疹少而脓疱稀疏,色淡黄或淡白,四周红晕不显,破后糜烂面淡红,舌淡,苔薄微腻,脉濡细,是脾虚湿滞。

二、证型辨识

1. 皮疹多而脓疱密集,色黄,四周有红晕,破后糜烂面鲜红,附近伴臀核肿大;或有发热,多有口干、便干、小便黄等;舌红;苔黄腻,脉濡数或滑数,常为暑湿热蕴证。

2. 皮疹少而脓疱稀疏,色淡黄或淡白,四周红晕不显,破后糜烂面淡红;多有食少、面白无华、大便溏薄;舌淡,苔薄微腻,脉濡细,常为脾虚湿滞证。

【辨证要点】

本病总因湿热暑邪郁于肌肤发病。可因气候炎热,暑湿之邪侵袭肌肤;亦可因体虚腠理不固,暑湿热邪乘袭而感之。辨证时需分清标本虚实。

【处方思路与方法技巧】

一、治疗原则

本病内治以清暑利湿解毒为主要治法,实证以祛邪为主;虚证以健脾为主。外治以解毒、收敛、燥湿为原则。

二、分证论治

1. 内治

(1) 暑湿热蕴证,治宜清暑利湿解毒,方用清暑汤加减。若壮热者,加黄连、黄芩、山栀、马齿苋;面目浮肿者,加桑白皮、猪苓、藿香。

（2）脾虚湿滞证,治宜健脾渗湿解毒,方用参苓白术散加减。食欲差者,加砂仁、鸡内金;大便溏薄者,加葛根、冬瓜仁、广藿香。

2. 外治

（1）脓液多者,选用马齿苋、蒲公英、野菊花、千里光等适量煎水湿敷或外洗。

（2）脓液少者或疱未破者,用三黄洗剂加入5%九一丹混合摇匀外搽,每天3～4次;或青黛散或煅蚕豆荚灰外扑,或用麻油调搽,每天2～3次;颠倒散洗剂外搽,每天4～5次。

（3）局部糜烂者或疱较大时,前者用青黛散麻油外涂,后者剪去疱壁后用青黛散麻油外涂。

（4）痂皮多者,选用5%硫磺软膏或红油膏掺九一丹外敷。

【临证处方变化】

临床上如患者感染较为严重,仍需系统地使用抗生素以控制感染病灶。本病以儿童患者为主,传统的中药汤剂儿童较难以接受,所以外治对本病而言尤为重要。临证中除根据上述方案外,还应配合西药抗生素软膏外搽。

【转归与预后】

黄水疮一般病程为1～2周,但易复发。且本病可因搔抓而不断将病菌接种到其他部位,使病程迁延数周或数月。重症者可有高热、伴有淋巴管炎、淋巴结炎,并可引起败血症。由溶血性链球菌引起感染者,可诱发小儿急性肾小球肾炎。

第六节　癣

癣是发生在表皮、毛发、指（趾）甲的浅部真菌性皮肤病。本病发生部位不同,名称各异。发生于头皮和毛发的为白秃疮、肥疮,相当于西医的"白癣、黄癣";发生于手部的为鹅掌风,相当于西医的"手癣";发生于足部的为脚湿气,相当于西医的"足癣";发生于除头皮、毛发、掌跖、甲板以外的平滑皮肤上的为圆癣,相当于西医的"体癣";发生于腹股沟、会阴、肛周和臀部皮肤的为阴癣,相当于西医的"股癣";发生于躯干部、颈项等处的局部色素沉着或减退斑为紫白癜风,相当于西医的"花斑癣"。

　　本病总由生活、起居不慎,感染真菌,复因风、湿、热邪外袭,郁于腠理,淫于肌肤所致。风盛痒剧,湿盛滋水明显,热盛红斑显见。病久营血不濡,皮毛干枯失润,缠绵难愈。

【诊断】

一、诊断要点

　　1. 白癣　为头皮可见灰白色鳞屑性斑片,斑片内毛发在离头皮上 0.3～0.8 cm 处折断,在残留的毛干上有灰白色套状鳞屑包绕,即"菌鞘",乃是真菌孢子寄生在发干上所形成。青春期有自愈倾向,自觉瘙痒。

　　2. 黄癣　为头皮可见黄癣痂,伴有鼠臭味,少数可累及面、颈及躯干等处。皮损内毛囊萎缩,毛发脱落,可遗留广泛的萎缩而光滑的瘢痕,自觉瘙痒。

　　3. 手足癣　多为单侧发病,根据临床表现分为水疱型、糜烂型、脱屑型,自觉瘙痒。同一手足癣患者在不同时期可以某一型为主,如夏季表现为水疱型,冬季表现为角化过渡型。

　　4. 体癣　为边界清楚的环状损害,中心炎症减轻,边缘由散在的丘疹、水疱、丘疱疹、痂和鳞屑连接成环状隆起,中心部可再次出现多层同心圆样损害,瘙痒明显。一般夏秋季初发或症状加重,冬季减轻或静止,愈后留下色素沉着。

　　5. 股癣　为最常见的皮肤癣菌病,冬重夏轻,常在上股部近腹股沟处形成弧形损害,可扩展至阴囊皱褶、肛周、臀间沟及臀部。由于奇痒,不断搔抓,可引起渗液和结痂,甚至红肿化脓,反复搔抓使皮肤呈苔藓样变。

6. 花斑癣　为青壮年多发,冬轻夏重,好发于躯干等皮脂腺丰富部位,如胸、背、颈、上臂、腋窝、腹部。热带地区可累及面部及头皮。婴儿常以额面部皮损首发。皮损为界限清楚的色素沉着和(或)色素减退斑,上覆少许细糠状鳞屑。一般无自觉症状,部分有痒感。常持续数年,有可能自愈或经治疗后痊愈,但易复发。

二、诊断技巧

本病虽种类较多,但有一些相通之处:① 浅部真菌病有夏重冬轻之势;② 每一种浅部真菌病有其临床特点;③ 真菌直接镜检和真菌培养可获阳性结果。

三、鉴别诊断

1. 白秃疮需与白屑风相鉴别　白屑风多见于青年人,症见病变部位白色鳞屑堆叠,梳抓时纷纷脱落,脱发而不断发;无传染性。

2. 白秃疮需与白疕相鉴别　白疕皮损为较厚的银白色鳞屑性斑片,头发呈束状,刮去鳞屑可见渗血点;无断发现象。

3. 肥疮需与头部湿疮相鉴别　头部湿疮有丘疱疹、糜烂、流滋、结痂等多形性损害,瘙痒,一般不脱发。

4. 鹅掌风需与手部湿疮相鉴别　手部湿疮常对称发生;皮损多形性,边界不明显;痒剧;可反复发作。

5. 鹅掌风、脚湿气脱屑型需与掌跖角化病相鉴别　本病自幼年即发病;手掌、足底有对称性的角化和皲裂,无水疱等炎症反应。

6. 紫白癜风需与白癜风相鉴别　白癜风皮损为纯白的色素脱失斑,白斑中毛发也白,边界明显,无痛痒,也不传染。

7. 紫白癜风需与风热疮相鉴别　风热疮有母斑存在,然后继发子斑,皮疹淡红色,皮损长轴沿肋骨方向排列,可有瘙痒,有自限性。

【证型】

一、辨证分型

按中医辨证,肥疮、鹅掌风、脚湿气,症见皮损泛发,蔓延浸淫,或大部分头皮毛发受累,黄痂堆积,毛发脱而头秃;或手如鹅掌,皮肤粗糙,或皮下水疱;或趾丫糜烂、浸渍剧痒;苔薄白,脉濡,是风湿毒聚。脚湿气伴抓破染毒,症见足丫糜烂,渗流臭水或化脓,肿连足背,或见红丝上窜,胯下臖核肿痛,舌红,苔黄腻,脉滑数,是湿热下注。

二、证型辨识

1. 肥疮、鹅掌风、脚湿气,症见皮损泛发,蔓延浸淫,或在头皮上见到黄癣痂,鼠臭味,瘢痕性脱发;或手如鹅掌,或皮下水疱;或趾间浸渍糜烂、剧痒;苔薄白,脉濡,常为风湿毒聚证。

2. 脚湿气伴感染者,可出现发热等全身症状,足部可见趾间糜烂渗出,渗流臭水或化脓,肿连足背,或见红丝上窜,胯下臖核肿痛,舌红,苔黄腻,脉滑数,常为湿热下注证。

【辨证要点】

本病病因明确,系因生活、起居不慎,感染真菌,复因风、湿、热邪外袭,郁于腠理,淫于肌肤所致。

【处方思路与方法技巧】

一、治疗原则

本病以杀虫止痒为主要治法,必须彻底治疗。癣病以外治为主,若皮损广泛,自觉症状较重,或抓破染毒者,则以内治、外治相结合为宜。抗真菌西药治疗有一定优势,可中西药合用。

二、分证论治

1. 内治

(1) 风湿毒聚证,治宜祛风除湿,杀虫止痒,方用消风散加地肤子、白鲜皮、威灵仙,或苦参汤加白鲜皮、威灵仙。

(2) 湿热下注证,治宜清热化湿。解毒消肿,湿重于热者,方用草薢渗湿汤;湿热兼瘀者,用五神汤;湿热并重者,用龙胆泻肝汤。

2. 外治

(1)头癣:采用综合治疗方法,包括剪发、洗发、搽药、拔发、消毒等五个方面。

(2)手足癣:根据不同临床类型选择治疗用药。水疱型:可选用1号癣药水、2号癣药水、复方土槿皮酊外搽;二矾汤熏洗;鹅掌风浸泡方或藿黄浸剂(藿香30 g,黄精、大黄、皂矾各12 g,醋1 kg)浸泡。糜烂型:可选二矾汤或半边莲60 g煎汤待温,浸泡15分钟,次以皮脂膏或雄黄膏外搽。脱屑型:可选用以上软膏外搽,浸泡剂浸泡。

(3)体股癣:可选用1号癣药水、2号癣药水、复方土槿皮酊等外搽。对阴癣,由于患部皮肤薄嫩,不宜选用刺激性强的外用药物,若皮损有糜烂痒痛者,宜选用青黛膏外涂。

(4)花斑癣:用密陀僧散,用茄子片蘸药涂搽患处,或用2号癣药水,或1%土槿皮酊外搽,每天2~3次。治愈后,继续用药1~2周,以防复发。

【临证处方变化】

临证中,本病以外治法为主,抗真菌治疗中西药占有优势,可在治疗时配合西药抗真菌药膏外搽,如皮疹广泛时,甚或考虑口服抗真菌西药,以尽快控制症状。

【转归与预后】

头癣,经过多年的防治,发病率已大大降低了,但随着饲养宠物的增多,头癣的发生有一定增加。手足癣、体股癣、花斑癣是临床最常见的皮肤病之一,在炎热潮湿的夏季多发,传染性强,易复发,一般使用正确的药物后可以很快见效,但治疗上需坚持用药,甚皮疹消退后还需持续用药1~2周,以防复发。

第七节　虫咬皮炎

虫咬皮炎是被虫类叮咬，接触其毒液或虫体的毒毛而引起的一种皮炎。较常见的致病害虫有蠓、螨、隐翅虫、刺毛虫、跳蚤、虱类、臭虫、飞蛾、蜂等。其特点是皮肤上呈丘疹样风团，上有针尖大小的瘀点、丘疹或水疱，呈散在性分布。

本病由于盛夏之时，湿热蕴蒸，皮毛腠理开泄，昆虫叮咬或接触其毒液或虫体的毒毛，以致邪毒入侵，阻于肌肤而成。甚者毒毛毒汁内侵营血，侵蚀筋脉，或伤及脏腑，引起中毒。

【诊断】

一、诊断要点

1. 好发于夏秋季节，暴露部位，以小儿和青少年多见。

2. 皮疹以丘疹、风团或瘀点为多见，亦可出现红斑、丘疱疹或水疱，皮损中央常可见刺吮点，散在或成群分布。

3. 自觉奇痒。

二、诊断技巧

本病因致病虫类不同临床表现有差异，但有一些共同之处：① 好发于一定的季节、部位、人群；② 掌握各种昆虫叮咬后的一些特征性改变。

【证型】

一、辨证分型

按中医辨证，皮疹较多，成片红肿，水疱较大，瘀斑明显，舌红，苔黄，脉数，是热毒蕴结。

二、证型辨识

昆虫叮咬后，皮疹较多，成片红肿，水疱较大，瘀斑明显，皮疹附近臖核肿大，伴畏寒，发热、头痛、恶心、胸闷，舌红，苔黄，脉数，常为热毒蕴结证。

外科疾病处方快捷通

【辨证要点】

本病总因昆虫叮咬或接触其毒液或虫体的毒毛,邪毒入侵,阻于肌肤而成。

【处方思路与方法技巧】

一、治疗原则

本病以预防为主,发病后以外治为主,轻者外治可愈,重者内、外合治,治法主要为清热解毒止痒,外治是关键。

二、分证论治

1. 内治　热毒蕴结证,治宜清热解毒、消肿止痒,方用五味消毒饮合黄连解毒汤加减。

2. 外治

(1)初起红斑、丘疹、风团等皮损,用1％薄荷三黄洗剂(即三黄洗剂加薄荷脑1g)外搽,或季德胜蛇药片温开水化后外搽患处。

(2)生于毛发处者,剃毛后外搽50％百部酊杀虫止痒。

(3)如糜烂红肿者,可用马齿苋煎汤湿敷,再用青黛散油剂涂搽。

(4)松毛虫、桑毛虫皮炎尽早地使用透明胶带粘去皮疹上的毒毛。

(5)蜂螫皮炎应先拔去毒刺,火罐吸出毒汁。

【临证处方变化】

临床中多数虫咬皮炎患者症情较轻,就有局部症状,但少数患者可出现全身中毒症状,需及时使用西药进行救治。

【转归与预后】

临床常可见到各种虫咬皮炎,一般症状较轻仅局部对症处理即可很快痊愈。但少数患者可出现全身不适,畏寒发热,头痛、恶心、胸闷,呼吸困难等,需要及时救治。

第八节 疥疮

疥疮是由疥虫（疥螨）寄生在人体皮肤所引起的一种接触性传染性皮肤病。本病可以发生在任何年龄，常在集体单位如学校、宿舍、旅社、浴室等造成流行，或在家庭中传播。本病的特征是指缝、腕部屈侧、肘窝、腋窝、下腹等皱褶部位发生丘疹及水疱等，瘙痒明显，可继发感染。

本病病因明确，是由疥虫侵入皮肤而发病。其传染性很强，在一家人或集体宿舍中可相互传播，亦可因使用患者用过而未经消毒的衣服、被席、用具等传染而得。本病发生后，患者常伴有湿热之邪郁于肌肤的症状。

【诊断】

一、诊断要点

1. 疥螨常侵犯皮肤薄嫩部位，多见于指缝、腕部、肘窝、腋窝、乳房下、脐周、腰部、下腹部、股内侧、外生殖器等处。成人头、面、掌跖等处不易受累，但婴幼儿例外。

2. 皮疹：主要为丘疹，可形成小水疱、少数隧道及结节。

3. 自觉症状：剧烈瘙痒，夜间尤甚。

二、诊断技巧

此病诊断有三个要点：① 有特定的好发部位；② 主要皮疹为红色小丘疹、水疱，少数患者可见雌虫钻入皮肤产卵的隧道，病久者在男性患者外生殖器可见到疥疮结节；③ 自觉奇痒，且遇热夜间明显。

三、鉴别诊断

1. 寻常痒疹　好发于四肢伸侧；丘疹较大；多数自幼童开始发病；常并发腹股沟淋巴结肿大。

2. 皮肤瘙痒症　好发于四肢，重者可延及全身；皮损主要为抓痕、血痂和脱屑,无疥疮特有的丘疹、水疱和隧道。

3. 丘疹性荨麻疹　多见于儿童;好发于躯干与四肢;皮疹主要表现为红斑与风团,皮疹似梭形,顶部有小丘疹或小水疱。

4. 虱病　由虱传染引起,分头虱、体虱、阴虱三种,其表现为局部瘙痒及血痂,可查到虱虫和虱卵。

【证型】

一、辨证分型

按中医辨证,皮损以水疱为多,丘疱疹泛发,舌红,苔黄腻,脉滑数,是湿热蕴结。

二、证型辨识

疥疮患者如皮损以水疱为多,丘疱疹泛发,壁薄、液多,浸淫糜烂,或脓疱多,或起红丝走窜,臀核肿痛;舌红,苔黄腻,脉滑数,常为湿热蕴结证。

【辨证要点】

本病病因清楚,为疥虫感染引起。

【处方思路与方法技巧】

一、治疗原则

本病以杀虫止痒为主要治法,必须隔离治疗,以外治为主,一般不需内服药。若抓破染毒,需内、外合治。

二、分证论治

1. 内治　湿热蕴结证,治宜清热化湿、解毒杀虫,方用黄连解毒汤合三妙丸加地肤子、白藓皮、百部、苦参。

2. 外治　疥疮重在外治,祖国医学采用硫磺治疗疥疮,一直沿用至今,目前临床上常用 5%～20% 的硫磺软膏(小儿用 5%～10%,成人用 10%～20%)。使用时先用温水用肥皂洗涤全身后,再擦药。一般先搽好发部位,再涂全身。每天早、晚各涂 1 次,连续 3 天,第 4 天洗澡,换洗衣被,此为 1 个疗程。一般治疗 1～2 个疗程。停药后观察 1 周左右,如无新皮损出现,即为痊愈。

【临证处方变化】

临床中，随着人们生活水平的提高，人们不仅要求药物的疗效高，也要求药物的使用方便（硫磺软膏的疗程相对较长），所以对正常成人患者可选用使用方便的药物，如疥灵霜等。

【转归与预后】

疥疮是由疥虫（疥螨）寄生在人体皮肤所引起的一种接触性传染性皮肤病。虽传染性极强，但正确治疗，同时注意做好隔离，患者都能获得痊愈。

第九节　湿疮

湿疮即西医的"湿疹"，是一种过敏性炎症性皮肤病。其特点是：皮损对称分布，多形性损害，剧烈瘙痒，具有湿润倾向，反复发作，易演变成慢性。根据病程和皮疹特点，临床上可分为急性、亚急性、慢性三类。急性以丘疱疹为主，有渗出倾向；慢性以苔藓样变为主，易反复发作。本病男女老幼均可发生，但以先天禀赋不耐者为多，无明显季节性，但冬季常复发。

中医学将湿疮散记在带有"疮"、"风"、"癣"等病名文献中，并根据发病部位和性质的特点进行不同命名。皮疹泛发性，浸淫遍体，渗液极多者称"浸淫疮"；以丘疹为主的称"血风疮"或"粟疮"。皮疹局限性，发生于耳部称为旋耳疮，发生于乳头部称为乳头风，发生于脐部称为脐疮，发生于手部称为瘑疮，发生于小腿部称为臁疮，发生于阴囊称为绣球风或肾囊风，发生于肘、膝关节屈侧称为四弯风。本病内因禀赋不耐，饮食失节或过食辛辣刺激腥荤动风之物，脾胃受损，失其健运，湿热内生；外因风邪客于肌表，内外两邪相搏，郁阻肌肤而发病。不同发病阶段侧重点又不同：急性湿疮以湿热为主；亚急性湿疮以脾失健运为主;慢性湿疮与病久耗伤阴血,血虚风燥,肌肤失养有关。

【诊断】

一、诊断要点

1. 可发生于任何年龄、任何季节(以冬季多见)、任何部位,可泛发或局限。

2. 急性湿疹具有多形性,有渗出倾向,瘙痒剧烈,对称分布及反复发作,易演变成慢性的特点。

3. 亚急性湿疹为经急性发作后,红肿渗出减轻,但仍有丘疹及少量丘疱疹,皮疹色暗,可有少许鳞屑及轻度浸润。有时可因再次暴露于致敏原、新的刺激、处理不当,导致急性发作或加重。如经久不愈,可发展为慢性湿疹。

4. 慢性湿疹由急性及亚急性湿疹迁延而来,或自一开始炎症不重。皮疹色暗,暗红斑上有丘疹、抓痕、鳞屑,皮肤肥厚粗糙,呈苔藓样变,有色素沉着或色素减退。病情时轻时重,延续数月或更久。

二、诊断技巧

湿疹的诊断主要根据病史、皮疹形态及病程,有三个要点:① 急性期具有多形性、有渗出倾向、瘙痒剧烈、对称分布等特点,慢性具有苔藓样变、浸润肥厚等特征,亚急性期介于两者之间;② 病程不规则,常反复发作;③ 瘙痒剧烈。

三、鉴别诊断

1. 接触性皮炎 常有明显的病因,局限于接触部位,皮疹较单一,有水肿、水疱、境界清楚,痒或灼热感,去除病因则较快痊愈,不再接触一般不复发。

2. 神经性皮炎 好发于颈项、骶、尾、四肢伸侧,有典型的苔藓样变,皮损倾向干燥。无渗出,也无多形性损害。

3. 手足癣 皮损境界清楚,多单侧发病,夏季加重,常可见指(趾)间糜烂,鳞屑内可找到真菌菌丝。

【证型】

一、辨证分型

按中医辨证,皮损轻度潮红,有丘疹、丘疱疹及小水疱,抓破渗液流滋明显,瘙痒无休,舌红,苔薄白或黄,脉滑或数,是湿热蕴肤。皮损暗红不鲜,少许渗出,可见鳞屑,瘙痒,舌淡胖,苔白腻,脉弦缓,是脾虚湿蕴。皮损粗糙肥厚,干燥脱屑,色素沉着或见苔藓样变,瘙痒剧烈,舌淡,苔白,脉弦细,是血虚风燥。

二、证型辨识

1. 发病快,病程短,皮损轻度潮红,有丘疹、丘疱疹及小水疱,抓破渗液流滋明显,瘙痒无休,伴心烦口渴,身热,大便干,小便短赤,舌红,苔薄白或黄,脉滑或数,常为湿热蕴肤证。

2. 发病较缓,皮损暗红不鲜,少许渗出,可见鳞屑,瘙痒,伴纳少,腹胀便溏,易疲乏,舌淡胖,苔白腻,脉弦缓,常为脾虚湿蕴证。

3. 病程久,反复发作,皮损粗糙肥厚,干燥脱屑,色素沉着或见苔藓样变,瘙痒剧烈,遇热或肥皂水后瘙痒加重,伴有口干不欲饮,纳差,腹胀,舌淡,苔白,脉弦细,常为血虚风燥证。

【辨证要点】

湿疮的病因虽多,但从其临床表现来看,中医辨证总不外乎风、湿、热及血虚等因,其中又根据皮损干、湿、痒等不同,分为偏于湿重或热重,或湿热并重,或血虚风盛。

【处方思路与方法技巧】

一、治疗原则

本病以清热利湿止痒为主要治法。急性者以清热利湿为主,亚急性者以健脾除湿为主,慢性者以养血润肤为主。外治宜用温和的药物,以免加重病情。

二、分证论治

1. 内治

(1)湿热蕴肤证,治宜清热利湿止痒,方用龙胆泻肝汤合萆薢渗湿汤加减。水疱多,破后流滋较多者,加土茯苓、鱼腥草;瘙痒重者,加地肤子、白藓皮。

(2)脾虚湿蕴证,治宜健脾利湿止痒,方用除湿胃苓汤或参苓白术散加地肤子、白藓皮。

(3)血虚风燥证,治宜养血润肤、祛风止痒,方用当归饮子或四物消风饮加丹参、鸡血藤、乌梢蛇。瘙痒不能入眠者,加珍珠母(先煎)、徐长卿、夜交藤、酸枣仁。

2. 外治

(1)急性期:无渗液或渗出不多者宜清热安抚,避免刺激,可用清热止痒的中药苦参、黄柏、地肤子、荆芥等煎汤温洗,或用10％黄柏溶液、炉甘石洗剂外搽。渗出多者宜收敛、消炎,可用黄柏、生地榆、马齿苋、野菊花等煎汤或10％黄柏溶液作湿敷。当渗出减少后宜保护皮肤,避免刺激,可用黄连膏、青黛膏外搽。

(2)亚急性期:用10％黄柏溶液、炉甘石洗剂外搽。有少量渗液时,青黛散或黄灵丹麻油调敷。

(3)慢性期:外用黄连膏、青黛膏、5％硫磺软膏等。

【临证处方变化】

湿疮的病因,总的来说离不开一个"湿"字,因此在治疗中以理湿为主,即使在血虚风燥证型中,亦应照顾及此。

临床中,有时也需要配合使用西药内服、外搽,如口服抗组胺药物,外搽糖皮质激素类药物。

【转归与预后】

湿疮是皮肤科常见病和多发病,急性湿疮可迁延成慢性湿疮,慢性湿疮也可在一定诱因作用下呈急性发作。湿疮患者应注意忌食辛辣发物,忌用热水洗烫,避免搔抓。

第十节　接触性皮炎

接触性皮炎是指因皮肤或黏膜接触某些外界致病物质所引

起的皮肤急性或慢性炎症反应。其特点是发病前均有明显的接触某种物质的病史,好发于接触部位,皮疹上有红斑、丘疹、水疱、糜烂、渗出、结痂等。

本病在中医文献中没有一个统一的病名来概括接触性皮炎,中医文献中是根据接触物质的不同及其引起的症状特点而有不同的名称,如因漆刺激而引起者,称为漆疮;因贴膏药引起者,称为膏药风;接触花粉引起者,称为花粉疮;接触马桶引起者,称为马桶癣等。本病的发生多由于患者禀赋不耐,皮肤腠理不密,接触某些物质,例如漆、药物、塑料、橡胶制品、染料和某些植物的花粉、叶、茎等,使毒邪侵入皮肤,蕴郁化热,邪毒与气血相搏而发病。

【诊断】

一、诊断要点

1. 有明确的接触史(有一定的潜伏期)。

2. 皮损发生部位与接触相关刺激物有关,一般多局限于接触部位。

3. 皮疹 起病较急,在接触的部位发生境界清楚的红斑、丘疹、丘疱疹,严重时红肿明显,并出现水疱和大疱,疱壁紧张、内容清亮,水疱破后呈糜烂面,偶尔发生组织坏死。

4. 自觉症状 患部常有灼痒或灼痛感。

5. 一般急性接触性皮炎,除去接触物后,经积极处理,1～2周内可痊愈。若病因不能及时发现,发生交叉过敏、多价过敏及治疗不当,皮炎则反复发作,或转化为慢性。

二、诊断技巧

此病的诊断具有三个要点:① 有明确的接触史;② 皮损多局限于接触部位;③ 皮疹多为境界清楚的红斑、丘疹、丘疱疹,严重时红肿明显。

三、鉴别诊断

1. 急性湿疹　皮疹呈多形性,有红斑、丘疹、水疱、糜烂、渗液等,境界不清,瘙痒明显,对称分布,易反复发作。

2. 颜面丹毒　无异物接触史,全身症状严重,常有寒战、高热、头痛、恶心等症状,皮疹以水肿性红斑为主,形如云片,色若涂丹,自感灼热、疼痛而无瘙痒。

【证型】

一、辨证分型

按中医辨证,起病较急,皮损色红,肿胀轻,其上为红斑或丘疹,自觉瘙痒,灼热,舌红,苔薄白或薄黄,脉浮数,是风热蕴肤。起病急骤,皮损面积较广泛,其色鲜红肿胀,上有水疱或大疱,水疱破后则糜烂渗液,自觉灼热瘙痒,舌红,苔黄,脉弦滑数,是湿热毒蕴。皮损肥厚干燥有鳞屑,或呈苔藓样变,瘙痒剧烈,舌淡红,苔薄,脉弦细,是血虚风燥。

二、证型辨识

1. 起病较急,好发于头面部,皮损色红,肿胀轻,其上为红斑或丘疹,自觉瘙痒,灼热,心烦,口干,小便微黄,舌红,苔薄白或薄黄,脉浮数,常为风热蕴肤证。

2. 起病急骤,皮损面积较广泛,其色鲜红肿胀,上有水疱或大疱,水疱破后则糜烂渗液,自觉灼热瘙痒,伴发热,口渴,大便干,小便短黄,舌红,苔黄,脉弦滑数,常为湿热毒蕴证。

3. 病程长,病情反复发作,皮损肥厚干燥有鳞屑,或呈苔藓样变,瘙痒剧烈,有抓痕及结痂,舌淡红,苔薄,脉弦细,常为血虚风燥证。

【辨证要点】

本病总因禀赋不耐,腠理不密,接触某些物质,使毒邪侵入皮肤,蕴郁化热,邪毒与气血相搏而发病。体质因素是发病的主要原因,同一种物质,禀赋不耐者接触后发病,体质强盛者则不发病。

【处方思路与方法技巧】

一、治疗原则

本病以清热祛湿止痒为主要治法。首先应避免接触过敏物质，否则治疗无效。急性者以清热祛湿为主；慢性者以养血润燥为主。

二、分证论治

1. 内治

（1）风热蕴肤证，治宜疏风清热、解毒止痒，方用消风散加减。

（2）湿热毒蕴证，治宜清热祛湿、凉血解毒，方用龙胆泻肝汤合化斑解毒汤加减。

（3）血虚风燥证，治宜养血润燥、祛风止痒，方用当归饮子合消风散加减。

2. 外治　用药宜简单、温和、无刺激性。找出致病原因，去除刺激物质，避免再接触。

（1）皮损以红斑、丘疹为主者，选用三黄洗剂或炉甘石洗剂外搽，或选用青黛散冷开水调涂，或 1%～2%樟脑、5%薄荷脑粉剂外涂，每天 5～6 次。

（2）若有大量渗出、糜烂，选用绿茶、马齿苋、黄柏、羊蹄草、石韦、蒲公英、桑叶等组方煎水湿敷，或 10%黄柏溶液湿敷。漆疮可用鬼箭羽、冬桑叶、杉木屑煎水湿敷或洗涤。

（3）糜烂、结痂者，选用青黛膏、黄连膏等外搽。

【临证处方变化】

临床中如遇严重急性接触性皮炎患者，往往需要使用西药抗组胺药口服，甚至短期全身使用糖皮质激素类药物，同时配合中药外治，可获良效。

【转归与预后】

　　一般急性接触性皮炎,容易发现刺激物或过敏原,除去接触物后,经积极处理,1～2周内可痊愈,遗留暂时性色素沉着。部分患者搔抓后可将致病物带到远隔皮损部位,产生性质类似的病变,少数严重病例可有全身反应。若病因不能及时发现,发生交叉过敏、多价过敏及治疗不当,皮炎则反复发作,或转化为慢性。

第十一节　药毒

　　药毒即西医的"药物性皮炎",简称药疹,是药物通过内服、注射、吸入、灌肠、栓剂使用,甚至通过破损皮肤等途径进入人体后,在皮肤黏膜上引起的炎症性皮疹,严重者尚可累及机体的其他系统。其特点是发病前有用药史,并有一定的潜伏期,皮损形态多样,可泛发或仅局限于局部。

　　总由禀赋不耐,邪毒内侵所致。或因风热之邪侵袭腠理,或禀湿热之体,蕴湿化热,外受药毒侵袭,湿热毒邪熏蒸肌肤;或禀血热之体,外受药毒侵扰,入里化热,热入营血,血热妄行,溢于肌肤;或是火毒炽盛,燔灼营血,外发肌肤,内攻脏腑。病久,药毒灼伤津液,气阴两伤,病重而危殆。

【诊断】

一、诊断要点

　　1. 发病前有用药史。

　　2. 有一定的潜伏期,第1次发病多在用药后5～20日内,重复用药在24小时内发生,短者甚至在用药后瞬间或数分钟之内发生。

　　3. 发病突然,自觉灼热瘙痒,重者伴有发热、倦怠、全身不适等全身症状。

4. 皮损分布为全身性、对称性,可泛发或仅局限于局部,皮损形态多样。

二、诊断技巧

本病诊断具有两个要点:① 发病前有用药史;② 皮损分布为全身性、对称性,可泛发或仅局限于局部。

三、鉴别诊断

1. 麻疹样型药疹与麻疹相鉴别　麻疹常有接触史,多见于5岁以下儿童,有发热、卡他症状,发热后 3 天先于面部发疹,后波及全身,痒轻,全身症状重,可见 Koplik 斑,1 周内消退不复发。

2. 猩红热样型药疹与猩红热鉴别　猩红热是在潮红皮肤基底上发疹,口周苍白圈,草莓舌,白细胞计数增高,咽培养乙型溶血性链球菌阳性。

【证型】

一、辨证分型

按中医辨证,出现丘疹、风团、红斑,多在上半身,瘙痒,苔薄黄,脉浮数,是风热证。皮疹呈红斑、水疱,甚则表皮剥脱,可伴剧痒,舌红,苔薄白或黄,脉滑或数,是湿热证。皮疹鲜红或紫红,甚则为紫斑、血疱,灼热痒痛,口腔、阴部黏膜糜烂,舌红绛,苔少或镜面舌,脉细数,是热毒入营。严重药疹后期大片脱屑,舌红少苔,脉细数,是气阴两虚。

二、证型辨识

1. 轻症药疹可为皮肤上出现丘疹、风团、红斑,来势快,多在上半身,瘙痒,伴有恶寒发热、头痛鼻塞、苔薄黄,脉浮数,是风热证。

2. 皮疹呈红斑、水疱,甚则表皮剥脱,可伴剧痒,烦躁,口干,大便燥结,小便黄赤,或有发热,舌红,苔薄白或黄,脉滑或数,为湿热证。

3. 重症药疹皮疹鲜红或紫红,甚则为紫斑、血疱,灼热痒痛,口腔、阴部黏膜糜烂,伴高热,神志不清,口唇焦躁,口渴不欲饮,大便干结,小便短赤,舌红绛,苔少或镜面舌,脉细数,为热毒入营证。

4. 重症药疹后期大片脱屑,伴低热,神疲乏力,气短,口干欲饮,舌红少苔,脉细数,为气阴两虚证。

【辨证要点】

本病总因禀赋不耐,邪毒内侵所致。素有湿热之邪,加之药毒外袭,以至于药毒入里化热,燔灼营血,或发于肌肤,或内攻脏腑,或气阴两伤。本病初起总属邪实之证,病久可表现为虚实夹杂。总之,药毒之邪贯穿疾病始终。

【处方思路与方法技巧】

一、治疗原则

停用一切可疑致敏药物及结构相似药物,加速致敏药物的排出,注意药物的交叉过敏或多价过敏。以清热利湿解毒为主,重症宜中西医结合治疗。

二、分证论治

1. 内治

(1) 风热证,治宜疏风清热、解毒止痒,方用消风散加减。

(2) 湿热证,治宜清热利湿、解毒止痒,方用萆薢渗湿汤加减。伴发热,加石膏;肿胀糜烂者加白茅根、茵陈;剧烈瘙痒者,加白鲜皮;大便燥结者,加生大黄。

(3) 热毒入营证,治宜清热凉血、解毒护阴,方用清营汤加减。神昏谵语者,加紫雪丹或安宫牛黄丸;尿血者,加大小蓟、侧柏叶;热盛者,加生石膏、牡丹皮。

(4) 气阴两虚证,治宜益气养阴清热,方用增液汤合益胃汤加减。脾胃虚弱者,加茯苓、白术、山药、黄芪等。

2. 外治

（1）皮损潮红无渗液者，用马齿苋或大青叶煎汤外洗，或炉甘石洗剂外涂。

（2）皮损潮红肿胀、糜烂渗出者，用马齿苋或黄柏煎汤冷湿敷，青黛散麻油调敷。

（3）皮损脱屑干燥，用麻油或甘草油外擦；皮损结痂，用棉签蘸麻油或甘草油揩痂皮。

【临证处方变化】

1. 临床中，对于轻症患者，可以中药汤剂口服，配合西药抗组胺药口服。

2. 对于重症患者，需以西药为主，配合中药汤剂口服，同时对患者要采用周密的护理，以防并发症的产生。

【转归与预后】

药毒为临床各科均能遇到的一种较为常见的皮肤病。轻症药毒患者经停药、多饮水及对症处理均能较快痊愈，重症药毒患者如能及时救治，大都也能获得痊愈。对于药毒患者要嘱咐其牢记引起过敏的药物，以防止症情的复发。

第十二节　风瘙痒

风瘙痒即西医的"皮肤瘙痒症"，是一种无明显原发皮肤损害而以瘙痒为主要症状的皮肤感觉异常的皮肤病。其特点为皮肤阵发性瘙痒，瘙痒剧烈，搔抓后常出现抓痕、血痂、色素沉着、皮肤肥厚、苔藓样变等继发性损害。本病临床上有局限性和泛发性两种。局限性者以阴部、肛门周围最为多见，泛发性者可泛发全身。发生在秋末及冬季，因气温骤冷所诱发者，称为冬季瘙痒症，一般春暖可愈；发于夏季，由温热所诱发者，称为夏季瘙痒症，入冬则轻。

本病因禀赋不耐,风寒或风热客于腠理,经脉阻遏,经气不宣,而风邪往来于肌肤,则瘙痒不止。或因久病体虚之人,多气血亏虚,肌肤失于温煦濡养,肌肤干燥,血燥生风则痒;或年迈体衰,肝肾不足,阴精亏虚,精血无以充养体肤,阴虚生风则痒。或因饮食不节,过食辛辣、油腻,损伤脾胃,运化失职,生湿化热,内不得疏泄,外不得透达,郁于皮肤腠理而发。

【诊断】

一、诊断要点

1. 好发于老年人和青壮年,多见于冬季,少数夏季发作。

2. 为阵发性全身瘙痒,除患处瘙痒外并无原发损害。

3. 病久,因不停搔抓,多数患者会直至抓破皮肤,有疼痛感时瘙痒才缓解或减轻,因此皮肤常出现继发损害,如抓痕、血痂、苔藓样变、湿疹样变、色素沉着,有时可继发感染等。

4. 病程易反复,迁延日久。

二、诊断技巧

本病诊断具有三个要点:① 发病对象,好发于老年人和青壮年,且多见于冬季;② 为阵发性全身瘙痒,除患处瘙痒外并无原发损害;③ 病久,皮肤常出现继发损害,如抓痕、血痂、苔藓样变、湿疹样变、色素沉着,有时可继发感染等。

三、鉴别诊断

1. 虱病 在头部、阴部可见被虱叮咬的丘疹、血痂等,瘙痒剧烈,可查到虱及虱卵。

2. 疥疮 好发于皮肤皱褶处,有原发性皮肤损害,如红色小丘疹、丘疱疹、小水疱、结节等,隧道一端可挑出疥螨。

3. 慢性湿疹 有原发皮损及病情的演变过程,全身任何部位均可发生,多为对称性,皮损以浸润、肥厚为主。

4. 神经性皮炎 好发于颈、小腿、踝、耳后等部位,皮肤苔藓样变明显且出现较早。

【证型】

一、辨证分型

按中医辨证,周身皮肤瘙痒,热盛则剧,得冷则痒止,舌红,苔薄白,脉弦细,是风热郁表。周身瘙痒,遇风着凉后痒加剧,舌淡红,苔薄白,脉浮紧,是风寒袭表。瘙痒不止,抓破后滋水淋漓,舌质红,苔黄腻,脉滑数或弦数,是湿热内蕴。皮肤干燥、脱屑,抓破后血痕及血痂,舌质红,苔薄,脉细数或弦数,是血虚肝旺。

二、证型辨识

1. 起病多见于夏季,周身皮肤瘙痒,热盛则剧,得冷则痒止,肤色红,心烦口渴,舌红,苔薄白,脉弦细,为风热郁表证。

2. 多发生于深秋或冬季,周身瘙痒,遇风着凉后痒加剧,入睡脱衣或晨起穿衣时阵发性瘙痒,气温适宜或入睡被褥温暖则痒止,舌淡红,苔薄白,脉浮紧,为风寒袭表证。

3. 若瘙痒不止,抓破后滋水淋漓;伴口干口苦,胸胁胀满,胃纳不香,大便燥结,小便黄赤,舌质红,苔黄腻,脉滑数或弦数,常为湿热内蕴证。

4. 如病程日久,老年患者多见,皮肤干燥、脱屑,抓破后血痕及血痂,伴头昏眼花、失眠多梦,舌质红,苔薄,脉细数或弦数,常为血虚肝旺证。

【辨证要点】

本病的发生内因多与气血相关,外因常与风邪相关,风盛则痒为其病机特点。为风热、风寒或湿热之邪蕴于肌肤,不得疏泄而致;或因风邪久留于体内,化火生燥,以致津血枯涩,不得濡养肌肤而发。或因饮食不节,损伤脾胃,湿热内生,郁于皮肤腠理而生。其中内因是发病基础、为本,外因是发病条件、为标。标实突出时,病势多急骤;本虚明显时,病势多缠绵难愈。

【处方思路与方法技巧】

一、治疗原则

积极寻找原发病因并进行相应治疗,是预防本病的关键。注意生活规律,少进烟酒及辛辣食物,戒掉搔抓习惯,避免外界的各种刺激,洗浴不用碱性过强的肥皂及热水洗烫。

二、分证论治

1. 内治

(1)风热郁表证,治宜疏风清热、调和气血,方用消风散加减。瘙痒重者,加全蝎、防风;夜间痒甚者,加蝉蜕、生龙骨、生牡蛎、珍珠母;大便干结者,加玄参、火麻仁。

(2)风寒袭表证,治宜疏风散寒、调和营卫,方用麻黄桂枝各半汤加减。恶风寒或遇风而痒剧者,加黄芪;大便溏薄者,加淮山药、白术。

(3)湿热内蕴证,治宜清热利湿止痒,方用龙胆泻肝汤加减。瘙痒剧烈者,加白藓皮、刺蒺藜;大便燥结者,加大黄。

(4)血虚肝旺证,治宜养血平肝、祛风止痒,方用当归饮子加减。年老体弱者,重用黄芪、党参;瘙痒甚者,加全蝎、地骨皮;皮损肥厚者,加阿胶、丹参;夜寐不安者,加五味子。

2. 外治

(1)周身皮肤瘙痒者,可选百部酊外擦。

(2)皮损潮红无渗出时,用炉甘石洗剂、三黄洗剂外擦。

(3)皮损有糜烂渗出时,可用地肤子、苍耳子、土茯苓、蛇床子、木贼草、金银花、野菊花各30克,煎汤外洗或冷湿敷。

(4)皮肤干燥发痒者,可用黄连膏等各种润肤膏外擦。

(5)各型瘙痒症,均可用药浴或熏洗、熏蒸疗法或矿泉浴。

【临证处方变化】

临证中,如遇患者症情的发生伴有原发性内脏系统性疾病,则首先需对原发病进行治疗;如患者瘙痒严重,夜不能寐者,可考虑配合使用抗组胺药、镇静催眠类药物口服。

【转归与预后】

单纯的皮肤瘙痒症经过积极治疗,可控制住病情而逐渐痊愈。对于伴有原发性内脏系统性疾病,则需配合治疗原发病,以去除病因。

第十三节　瘾疹

瘾疹即西医的"荨麻疹",是一种以皮肤出现红色或苍白色风团,时隐时现为特征的瘙痒性、过敏性皮肤病,俗称"风疹块"。其特点为瘙痒性风团,突然发生,迅速消退,不留任何痕迹。急性者可在数小时或数日内痊愈;慢性者迁延数日、数年,经久不愈。本病可以发生于任何年龄,男女老幼皆可患此病。

本病先天禀赋不耐,卫外不固,风寒、风热之邪侵袭肌肤而发病。或因过食辛辣肥厚,或肠道寄生虫,皆可使脾胃运化失调,肠胃积热,湿热内生,复感风邪,内不得疏泄,外不得透达,郁于皮毛腠理之间而发。此外,肠胃湿热内生,尚可阻滞肠胃气机,可出现腹胀、腹痛、便溏或便结等症状;或因平素体弱,气血不足,或久病气血耗伤,气虚卫外不固,风邪乘虚侵袭,且血虚亦内生燥热风邪,皆可导致肌肤失养;或因情志内伤、冲任不调、肝肾亏虚,血虚生风化燥而发病。

【诊断】

一、诊断要点

1. 可发生于任何年龄、季节。

2. 皮疹为发生于任何部位的风团,形态不一,大小各异,可迅速消退,退后不留痕迹。

3. 自觉灼热、瘙痒剧烈。

4. 急性者在短时期内能痊愈,慢性者则反复发作达数月至数年。

二、诊断技巧

本病的诊断具有两个要点：① 可发生于任何年龄、任何季节、任何部位；② 皮疹为时隐时现的瘙痒性风团。

三、鉴别诊断

1. 丘疹性荨麻疹　风团样红斑，中央有丘疱疹或水疱，持续数日，多见于儿童。

2. 荨麻疹性血管炎　风团持续时间 24 小时以上，伴发热、关节痛、血沉及持久而严重的低补体血症。消退后常遗留脱屑和色素沉着。

3. 伴有腹痛或腹泻者，应注意与急腹症及胃肠炎等鉴别。

【证型】

一、辨证分型

按中医辨证，风团色白，遇寒加重，得暖则缓，舌淡红，苔薄白，脉浮紧，是风寒束表。风团鲜红，灼热剧痒，遇热加重，得冷则缓，舌质红，苔薄白或薄黄，脉浮数，是风热犯表。风团片大，色红，瘙痒剧烈，伴有脘腹疼痛，大便秘结或泄泻，舌质红，苔黄腻，脉滑数，是肠胃湿热。皮疹色淡红，反复发作，迁延日久，舌质淡，苔薄，脉沉细，是气血两虚。风团色淡红，常于经前 2～3 天出现，经净后渐轻或消失，舌紫苔薄白，脉弦细，是冲任不调。

二、证型辨识

1. 风团色白，遇寒加重，得暖则缓；恶寒怕冷，口不渴；舌淡红，苔薄白，脉浮紧，为风寒束表证。

2. 风团鲜红，灼热剧痒，遇热加重，得冷则缓；伴有发热，恶寒，咽喉肿痛；舌质红，苔薄白或薄黄，脉浮数，为风热犯表证。

3. 风团片大，色红，瘙痒剧烈；伴有脘腹疼痛，恶心呕吐，神疲纳呆，大便秘结或泄泻；舌质红，苔黄腻，脉滑数，为肠胃湿热证。

4. 皮疹色淡红,反复发作,迁延日久,日轻夜重,或疲劳时加重;伴神疲乏力;舌质淡,苔薄,脉沉细,为气血两虚证。

5. 风团色淡红,常于经前2～3天出现,经净后渐轻或消失,以少腹腰骶大腿内侧为多。下次月经来临前又发作,如此反复;常伴有月经不调或痛经;舌紫,苔薄白,脉弦细,为冲任不调证。

【辨证要点】

本病总由禀赋不耐,卫外不固,或因风寒、风热之邪直接侵犯;或因肠胃湿热化躁动风;或冲任不调,气血亏损,内生虚热风邪,皆可搏于肌肤,则发生风团、瘙痒等。

【处方思路与方法技巧】

一、治疗原则

首先积极寻找病因并予去除,避免各种诱发因素。以内治为主,对难于发现病因的,大多数情况下是对症治疗。

二、分证论治

1. 内治

（1）风寒束表证,治宜疏风散寒止痒,方用麻黄桂枝各半汤加减。恶寒怕冷者,加炙黄芪、炒白术、防风。

（2）风热犯表证,治宜疏风清热止痒,方用消风散加减。风团鲜红灼热者,加牡丹皮、赤芍;口渴者,加玄参、天花粉;瘙痒剧烈者,加刺蒺藜、珍珠母;咽痛明显者,加板蓝根、桔梗;便秘者加生大黄。

（3）肠胃湿热证,治宜疏风解表、通腑泄热,方用防风通圣散加减。大便燥结者,制大黄改用生大黄（后下）,加枳实;大便稀,去大黄,加薏苡仁;恶心呕吐者,加半夏、茯苓、竹茹;有肠道寄生虫者,加乌梅、使君子、槟榔。

（4）气血两虚证,治宜调补气血、息风潜阳,方用八珍汤加减。心烦失眠者加炒枣仁、夜交藤;瘙痒重者,加何首乌、刺蒺藜、龙骨、牡蛎。

（5）冲任不调证,治宜调摄冲任、活血化瘀,方用四物汤合二仙汤加减。

2. 外治

（1）炉甘石洗剂外搽。

（2）香樟木或晚蚕砂 30～60 克,煎汤熏洗。

【临证处方变化】

1. 急性荨麻疹患者,往往病势凶猛,伴有全身症状,此时应以西药抗组胺药为主,必要时需予糖皮质激素类药物全身治疗。

2. 慢性荨麻疹病因往往难以确定,根据中医辨证,予中药汤剂内服,配合使用抗组胺药西药口服,可获良效。

【转归与预后】

荨麻疹是一种临床常见的皮肤病,急性荨麻疹严重者可引起窒息休克,危及生命,而慢性荨麻疹病因复杂难寻,易反复发作,经年缠绵不愈。

第十四节　牛皮癣

牛皮癣即西医的"神经性皮炎",是一种常见的慢性炎症性皮肤病。以阵发性剧烈瘙痒和皮肤苔藓样变为特征,多见于中青年,与精神神经因素有关。根据皮损分布情况分局限性和播散性两种。本病病程长,经过缓慢,持续数年至数十年,反复发作,经久不愈。

本病初起,多为风湿热之邪阻滞肌肤,凝聚不散所致;或硬领等外来机械刺激所引起。病久,阴液耗伤,营血不足,血虚生风化燥,肌肤失养而成。情志不遂,郁闷不舒,肝火郁滞,或紧张劳累,心火上炎,致气血运行失职,凝滞肌肤,每易成为诱发的重要因素,致病情反复。

【诊断】

一、诊断要点

1. 好发年龄　20～40 岁青壮年,老人和儿童少见。

2. 基本损害为扁平丘疹,典型皮疹为苔藓样变。

3. 好发部位　颈后侧、肘部、腰骶、眼睑、外耳、会阴、小腿、腕、踝等部位。

4. 患者自觉阵发性剧烈瘙痒,夜间加重,甚至可以影响工作、睡眠。

5. 分类　根据皮肤受累范围的大小,临床分为局限性和泛发性。

6. 病程　慢性,时轻时重,常年不愈,愈后极易复发。

二、诊断技巧

此病诊断具有两个要点:① 本病具有典型的苔藓样变的皮损;② 好发于颈后侧、肘部、腰骶、眼睑、外耳、会阴、小腿、腕、踝等部位。

三、鉴别诊断

1. 慢性湿疹　有急性及亚急性湿疹演变过程,有渗出倾向,无一定好发部位,皮损边界不清,多形改变。

2. 扁平苔藓　皮损呈紫红色、暗红色多角形扁平丘疹,表面有光泽及白色细纹。外阴、口腔黏膜常有损害,组织病理有特征性。

3. 银屑病　局限性肥厚性皮疹需与之鉴别。皮损呈淡红色,上覆银白色鳞屑,剥去鳞屑有薄膜现象和点状出血。

4. 瘙痒症　无原发损害,仅有剧烈瘙痒,可见抓痕。病程较长时可有苔藓样变。

【证型】

一、辨证分型

按中医辨证,皮损淡褐色片状,舌质淡红,苔薄白或白腻,脉濡缓,是风湿蕴肤。皮损色淡或灰白,状如枯木,肥厚粗糙似牛皮,舌质淡,苔薄,脉沉细,是血虚风燥。皮疹色红,舌边尖红,脉弦数,是肝郁化火。

二、证型辨识

1. 发病初期,皮损淡褐色片状,粗糙肥厚,伴部分皮疹潮红、糜烂、湿润和血痂,剧痒时作,夜间尤甚;舌质淡红,苔薄白或白腻,脉濡缓,常为风湿蕴肤证。

2. 病久,皮损色淡或灰白,状如枯木,肥厚粗糙似牛皮;心悸怔忡,失眠健忘,女子月经不调;舌质淡,苔薄,脉沉细,常为血虚风燥证。

3. 部分患者皮疹色红,伴心烦易怒,失眠多梦,眩晕,心悸,口苦咽干;舌边尖红,脉弦数,常为肝郁化火证。

【辨证要点】

从疾病发展过程来看,往往初起为风湿热交阻之证,之后演变为血虚风燥证,而情志不遂每每成为重要诱因。总之,风邪侵扰、情志内伤是本病的发病诱因,营血失和、气血凝滞则为其病机。

【处方思路与方法技巧】

一、治疗原则

让患者了解本病的病因、病程,解除精神紧张,限制烟酒及辛辣刺激食物,避免用搔抓、摩擦、热水洗烫等方法止痒,不用碱性过强肥皂洗浴。治疗以疏风清热、养血润燥为治则。

二、分证论治

1. 内治

(1) 风湿蕴肤证,治宜疏风清热、利湿止痒,方用消风散加减。病久不愈者加丹参、三棱、莪术;剧痒难忍加全蝎、蜈蚣。

(2) 血虚风燥证,治宜养血润燥,熄风止痒,方用当归饮子或养血润肤饮、四物汤加减。失眠健忘者,加夜交藤、女贞子、石菖蒲;月经不调者,加女贞子、旱莲草、泽兰;肥厚粗糙者,加桃仁、红花、丹参。

（3）肝郁化火证,治宜疏肝理气、清热泻火,方用龙胆泻肝汤或丹栀逍遥散加减。心烦失眠者,加钩藤、珍珠母;瘙痒剧烈者,加刺蒺藜、白藓皮。

2. 外治

（1）皮疹早期,色红痒甚者用三黄洗剂、止痒酊外擦,每日3～4次。

（2）病程日久,皮损肥厚,迟迟不消者,可用黄连膏或加味黄连膏或黄柏霜,每日 2 次。

（3）羊蹄根散醋调搽患处,每日 1～2 次。

【临证处方变化】

1. 局限型神经性皮炎患者,若瘙痒明显,可配合使用西药抗组胺药口服,糖皮质激素类药物外搽。

2. 泛发性神经性皮炎患者,可考虑配合使用镇静催眠类药物口服。

【转归与预后】

牛皮癣是临床工作中经常遇到的一种顽固难愈的皮肤病,其治疗方法虽多,但愈后仍易复发,致有缠绵数月至数年者。

第十五节　猫眼疮

猫眼疮即西医的"多形性红斑",是一种急性炎症性皮肤病,皮疹以红斑为主,兼有丘疹、水疱等多形性损害。本病多发于青壮年男女,常见于冬春两季,也有在夏季发作者,常伴黏膜损害,重症型有严重的黏膜和内脏损害。

本病总由禀性不耐,腠理不密,感受不耐之物,搏于肌肤而发。或因阳气不足,卫外不固,风寒、风热之邪侵袭肌肤而发病;

或因过食辛辣肥甘,损伤脾胃,湿浊内生,蕴久化热,湿热蕴阻肌肤而发病;或因素体湿热内蕴,复感毒邪,热毒内生,燔灼营血,以致火毒炽盛,蕴阻肌肤而发。

【诊断】

一、诊断要点

1. 常有畏寒、发热、全身不适、乏力、关节肌肉疼痛和咽喉疼痛等前驱症状。

2. 好发于四肢远端,如手足背部、指缘、掌跖、前臂、小腿伸侧及耳郭,少数伴口腔、外阴等黏膜损害。

3. 皮损为多形性,有红斑、丘疹、水疱、大疱、紫癜、风团等,典型的损害为虹膜样或靶形损害。重症者,皮损广泛分布,可出现尼氏征阳性的水疱及黏膜的广泛累及。

4. 自觉轻度瘙痒,或为灼热疼痛感。

5. 病程 2～4 周,常反复发作,重症患者病程较长,为 3～6 周,若不及时抢救,死亡率较高。

二、诊断技巧

此病的诊断具有两个要点。① 皮疹好发于四肢远端;② 皮损为多形性,典型的损害为虹膜样或靶形损害。

三、鉴别诊断

1. 冻疮 多见于冬季,春季消退。好发于四肢末端及耳郭、面颊等皮肤露出部,不见于黏膜,手掌、足底也很少发病。无虹膜样改变,有瘙痒,遇热尤甚,不对称,并有皮色暗红或青紫的斑块。

2. 药物性皮炎 可有多形红斑样皮损,但有致敏用药史,停药后经适当处理即可消退,与季节无关,也无一定好发部位。

【证型】

一、辨证分型

按中医辨证,每于冬季发病,皮损为红斑水肿,色暗红或紫红,舌淡,苔白,脉沉紧,是寒湿阻络证。以红斑、丘疹、小风团样损害为主,颜色鲜红,自觉瘙痒,舌红,苔薄黄,脉浮数,是风热蕴肤证。皮损为红斑、丘疹、风团,色鲜红,可有较多水疱,或口腔糜烂,外阴湿烂,舌红,苔黄腻,脉弦滑,是湿热蕴结证。起病急、高热恶寒,头痛无力,全身泛发红斑、大疱、糜烂、瘀斑,口腔、二阴破溃糜烂,舌质红,苔黄,脉滑数,是火毒炽盛证。

二、证型辨识

1. 每于冬季发病,皮损为红斑水肿,色暗红或紫红,发于颜面及手足时,形如冻疮;水肿明显,畏寒,遇冷加重,得热则减,小便清长;舌淡,苔白,脉沉紧,是寒湿阻络。

2. 以红斑、丘疹、小风团样损害为主,颜色鲜红,自觉瘙痒;可伴发热,咽干咽痛,关节酸痛,便干溲赤;舌红,苔薄黄,脉浮数,是风热蕴肤。

3. 多发于夏季。皮损为红斑、丘疹、风团,色鲜红,可有较多水疱,或口腔糜烂,外阴湿烂;自觉痒痛;可伴有发热、咽干、关节酸痛或身倦乏力、纳呆呕恶,溲赤便秘;舌红,苔黄腻,脉弦滑,是湿热蕴结。

4. 起病急,高热恶寒,头痛无力,全身泛发红斑、大疱、糜烂、瘀斑,口腔、二阴破溃糜烂;伴恶心呕吐,关节疼痛,或大便秘结,小便黄赤;舌质红,苔黄,脉滑数,是火毒炽盛。

【辨证要点】

本病的发生可由湿热蕴结、外溢肌肤而发病,也可由风寒、风热之邪郁于肌肤而发病,若湿热郁久,化火生毒,热毒外灼肌肤,内攻脏腑,则发重症。

【处方思路与方法技巧】

一、治疗原则

首先除去可疑病因,如控制感染,去除可疑致敏源,同时,进行对症治疗以减轻症状和缩短病程。

二、分证论治

1. 内治

（1）寒湿阻络证，治宜温经散寒、活血通络，方用当归四逆汤加减。畏寒肢冷者，加制附片、肉桂；关节疼痛者，加羌活、独活、秦艽；水肿明显者加川防己、车前子、泽泻等；斑色紫暗者，加丹参、赤芍。

（2）风热蕴肤证，治宜疏风清热、凉血解毒，方用消风散加减。红斑鲜红伴灼热者，加丹皮、紫草、生石膏；关节痛明显者加秦艽、桑枝、鸡血藤；咽干咽痛者加板蓝根、玄参等。

（3）湿热蕴结证，治宜祛风清热、解毒利湿，方用龙胆泻肝汤加减。咽喉疼痛者，加板蓝根、玄参；关节疼痛者，加秦艽、桑枝、鸡血藤；恶心泛呕者，加半夏、厚朴；发热头痛者，加藿香、佩兰；瘙痒甚者，加白鲜皮、白蒺藜。

（4）火毒炽盛证，治宜清热凉血、解毒利湿，方用清瘟败毒饮合导赤散加减。高热、口干唇燥者，加生玳瑁、天花粉；壮热不退，加羚羊角粉 0.3 g 冲服，或用紫血散 1～2 g 冲服；便干者，加生大黄；恶心呕吐者，加姜半夏、陈皮、炒竹茹。

2. 外治

（1）皮肤糜烂者，用三黄洗剂外搽；或青黛膏外涂，每日 3～4 次。

（2）水疱、渗出明显者，可用马齿苋 30 克、黄柏 30 克、地榆 30 克，水煎凉敷患处，每次 20 分钟，每日 3～5 次。

（3）黏膜糜烂者，用锡类散或生肌散外吹，每日 2～4 次。

【临证处方变化】

1. 轻症患者，可配合西药抗组胺药口服。

2. 重症患者，需及时予糖皮质激素全身治疗以控制症情，同时配合中药汤剂口服。

【转归与预后】

病程 2～4 周，常反复发作，重症患者病程较长，为 3～6 周。

若不及时抢救,死亡率较高。

第十六节　白疕

　　白疕即西医的"银屑病",是一种常见的慢性红斑鳞屑性皮肤病。为红斑基础上覆盖多层银白色鳞屑,刮去鳞屑有点状出血点,病程长,易于复发。全国银屑病科研协作组 1984 年抽样调查结果显示,我国银屑病发病率为 1.23‰,在国外有些地区自然人群患病率可达 3%。一般来说,银屑病在白种人较多,其次为黄种人,黑种人较少。城市高于农村,北方高于南方。男女老幼皆可患病,但以青壮年多见。发病有明显的季节性,大多呈冬重夏轻趋势,部分患者相反。本病病程慢性,容易复发。约有20%的患者有家族史。

　　本病初起,多为风寒化热或风热之邪侵袭肌肤;或情志内伤,气机壅滞,郁久化火;或过食腥发动风食物,脾胃失和,气机不畅,郁而化热,以致热邪蕴于营血,热盛风盛,蕴结不散而生。或兼湿热蕴阻,外受风湿,内外合邪,痹阻经络,流窜关节不得宣泄而发。病久,气血耗伤,营血不足,生风化燥,肌肤失养;或气血运行不畅,经脉受阻,气血凝结,肌肤失养而反复不愈;或先天禀赋不足,肝肾亏虚,营血亏损,致冲任失调而发;或由调治不当,毒邪乘虚而入里,热毒炽盛,气血两燔,内侵脏腑而致。

【诊断】

一、诊断要点

　　1. 临床上分为寻常型、脓疱型、关节病型、红皮病型四种类型,但寻常型占 99% 以上。

　　2. 发病部位:可发生于全身各处,但以头皮和四肢伸侧为多见,指(趾)甲和黏膜亦可受累。广泛常对称分布。

　　3. 蜡滴现象、薄膜现象及点状出血现象为本病特征,具有诊断价值。

4. 不同程度的瘙痒。

5. 病程经过缓慢,有的自幼发病,持续十数年或几十年,反复发作。

二、诊断技巧

此病诊断具有两个要点:① 好发部位:头皮、四肢伸侧、膝肘对称发生;② 皮疹特点:银白色鳞屑、薄膜现象及点状出血。

三、鉴别诊断

1. 脂溢性皮炎　皮损仅限于头皮的银屑病应与脂溢性皮炎鉴别。脂溢性皮炎皮损呈片状鳞屑红斑,鳞屑细小油腻呈黄色,刮除鳞屑无点状出血,皮损境界不清,毛发稀疏变细脱落,头发不成束状。

2. 二期梅毒疹　有不洁性交及硬下疳史,皮疹广泛分布,掌跖有角化性脱屑斑丘疹,梅毒血清反应阳性。

3. 玫瑰糠疹　好发于躯干及四肢近端,皮疹长轴与皮纹走向一致,上覆较薄细碎鳞屑,无薄膜现象及点状出血现象。

4. 类风湿关节炎　关节炎型银屑病应与本病鉴别,后者关节炎的症状呈对称性进行性加重,多侵犯近端小关节,类风湿因子阳性,无银屑病皮损及甲的改变。

5. 红皮病　红皮病型银屑病需与其他原因所致的红皮病相鉴别,前者有银屑病史,有时可发现银屑病典型的残余皮损。

【证型】

一、辨证分型

按中医辨证,皮疹不断出现,发展迅速,多呈现点滴状,颜色鲜红,鳞屑增多,瘙痒剧烈,抓之有筛状出血点,舌质红,苔薄黄,脉弦滑或数,是血热内蕴。病程较久,皮疹多呈斑片状,颜色淡红,自觉瘙痒,舌质淡红,苔少,脉沉细,为血虚风燥证。皮损反复不愈,皮疹多呈斑块状,舌质紫暗有瘀点、瘀斑,脉涩或细缓,是气血瘀滞。皮损红斑糜烂,痂屑黏厚,瘙痒剧烈;或掌跖红斑、脓疱、脱皮,舌质红,苔黄腻,脉滑,是湿热毒蕴。周身皮疹泛发,关节肿痛,活动受限,舌淡、苔薄白腻,脉弦滑或濡,是风湿阻络。全身皮肤潮红、肿胀、灼热痒痛,大量脱皮,或有密集小脓疱,舌红绛,苔黄腻,脉弦滑数,是火毒炽盛。

二、证型辨识

1. 皮疹不断出现,发展迅速,多呈现点滴状,颜色鲜红,鳞屑增多,瘙痒剧烈,抓之有筛状出血点;伴口干舌燥、咽喉疼痛、心烦易怒,大便干燥,小便黄赤;舌质红,苔薄黄,脉弦滑或数,为血热内蕴证。

2. 病程较久,皮疹多呈斑片状,颜色淡红,鳞屑减少,干燥皲裂,自觉瘙痒;伴口咽干燥;舌质淡红,苔少,脉沉细,为血虚风燥证。

3. 皮损反复不愈,皮疹多呈斑块状,鳞屑较厚,颜色暗红;舌质紫暗有瘀点、瘀斑,脉涩或细缓,为气血瘀滞证。

4. 皮损多发生在腋窝、腹股沟等皱褶部位,红斑糜烂,痂屑黏厚,瘙痒剧烈;或掌跖红斑、脓疱、脱皮;或伴关节酸痛、肿胀、下肢沉重;舌质红,苔黄腻,脉滑,为湿热毒蕴证。

5. 周身皮疹泛发,关节肿痛,活动受限,尤以指趾关节受累普遍,久可畸形弯曲,不能伸直,重者可累及膝、踝、脊柱等大关节。舌淡、苔薄白腻,脉弦滑或濡,为风湿阻络证。

6. 全身皮肤潮红、肿胀、灼热痒痛,大量脱皮,或有密集小脓疱;伴壮热,口渴,头痛,畏寒,大便干燥,小便黄赤;舌红绛,苔黄腻,脉弦滑数,为火毒炽盛证。

【辨证要点】

银屑病,在临床上是常见的多发病,但迄今为止尚乏满意治法,中医对本病的认识各家意见不一,但多数医家认为血分有热、气滞血瘀、血虚风燥为寻常型银屑病发病的主要病因病机。

有统计结果显示,在各地医家广泛采用辨证论治的方法治疗银屑病的分型中,血热证、血瘀证、血虚证最为常见。

【处方思路与方法技巧】

一、治疗原则

正确认识银屑病的发病与加重的因素,选择科学正规的治疗方案,不要滥用药物。急性发作期皮损以安抚为主,不要用刺激性大、浓度高的外用药物,不要用热水烫洗,否则会使皮损面积扩大或转为脓疱型、红皮病型,使治疗更加困难。不要长期大面积使用皮质类固醇激素类药膏,避免不良反应的发生。总之,笔者认为在本病的治疗上能中不西,能外不内,以尽可能温和的治疗为宜。

二、分证论治

1. 内治

(1)血热内蕴证,治宜清热凉血、解毒消斑,方用犀角地黄汤加减(犀角改服羚羊角粉)。咽喉肿痛者,加板蓝根、山豆根、玄参;因感冒诱发者,加银花、连翘;大便秘结者,加生大黄;痒甚者加乌蛇、蜈蚣、露蜂房。

(2)血虚风燥证,治宜养血滋阴、润肤熄风,方用当归饮子加减。脾虚者,加白术、茯苓;风盛瘙痒明显者,加白藓皮、刺蒺藜、全蝎;热毒未消者,加土茯苓、生槐花、大青叶、板蓝根。

(3)气血瘀滞证,治宜活血化瘀、解毒通络,方用桃红四物汤加减。病程日久,反复不愈者,加土茯苓、白花蛇舌草、全蝎、蜈蚣;皮损肥厚色暗者,加三棱、莪术;月经色暗,经前加重者,加益母草、泽兰;兼有气阴两虚者,加生地、玄参、黄芪;发于下肢者加川牛膝。

(4)湿热毒蕴证,治宜清利湿热、解毒通络,方用草薢渗湿汤加减。脓疱泛发者,加蒲公英、紫花地丁、半枝莲;关节肿痛明显者,加羌活、秦艽、忍冬藤;瘙痒剧烈者,加白藓皮、地肤子。

（5）风湿阻络证，治宜祛风化湿、解毒通络，方用独活寄生汤加减。关节红肿热痛者，加石膏、知母、桂枝；下肢关节受累，加苍术、黄柏、薏苡仁、川牛膝。

（6）火毒炽盛证，治宜清热泻火、凉血护阴，方用清瘟败毒饮加减。寒战高热者，加生玳瑁；皮屑增多、脱落、口干唇燥者，加玄参、天花粉、石斛；大便燥结者，加大黄。

2. 外治　根据皮损炎症反应情况，选用不同的药物。皮损广泛，勿用浓度大刺激性强的药物。

（1）进行期皮损宜用温和之剂，可用黄连膏，每日1次。

（2）静止期、退行期皮损可用楮桃叶250克、侧柏叶250克加水500毫升，煎煮20分钟，适温洗浴，2～3次/周，再外涂黄连膏。

【临证处方变化】

1. 银屑病是一种顽固且易复发的常见皮肤病，中医药学在本病的治疗中取得了一定的疗效，达成了一定的共识。① 临床上活血化瘀治疗银屑病越来越被重视。② 因本病顽固难愈，日久邪毒深遏肌肤腠理，难散难除，重点选用虫类药物，以虫药毒性之偏，以毒攻毒，令入络剔毒搜风。③ 由于银屑病可因病毒和细菌因素所致，同时可见表皮细胞过度繁殖的特点，因此可在辩证的基础上应用一些清热解毒抗肿瘤的中药。

2. 对于冬重夏轻的患者，可考虑予窄波紫外线光疗。

3. 对于特殊类型的银屑病，仍应阶段性地配合使用西药全身治疗。

【转归与预后】

白疕病程经过缓慢，可持续十数年或几十年，反复发作。大部分患者冬重夏轻。

第十七节　粉刺

粉刺即西医的"痤疮"，是一种毛囊皮脂腺的慢性炎症性疾病，好发于颜面、胸背部，可形成黑白头粉刺、丘疹、脓疱、结节、囊肿等损害。好发于青春期男女，常伴有皮脂溢出，青春期过后，大多可自然痊愈或减轻。

本病多因素体阳热偏盛，肺经蕴热，复感风邪，熏蒸面部而发；或由于过食辛辣肥甘厚味，助湿化热，湿热互结，不能下达，上蒸颜面而致；或因素体脾胃虚弱或病久湿热碍胃，脾气不健，运化失调，水湿内停，郁久化热，热灼津液，日久为痰，湿热浊痰凝滞肌肤而成。

【诊断】

一、诊断要点

1. 发病年龄、性别　多发于15～30岁的青年男女。

2. 发病部位　损害主要发生于面部，尤其是前额、颊部，其次是胸部、背部及肩部，多对称分布，常伴有皮脂溢出。

3. 皮损　初始为粉刺，基本损害，与毛囊一致的圆锥形丘疹，由毛囊漏斗过度角化而形成，分开放性及闭合性两种。随着炎症反应的加重，可形成一系列炎性痤疮的皮疹：炎性丘疹、脓疱、结节、囊肿。结节性痤疮及囊肿性痤疮多见于男性，不易消退。临床上常以炎性丘疹最多见，亦可数种皮损并存。

4. 自觉症状　一般无。

5. 病程慢性，时轻时重，常持续数年或到中年缓解而愈。

二、诊断技巧

本病的诊断具有三个要点：① 好发于青春期的男女；② 损害主要发生于面部，其次是胸部、背部及肩部，多对称分布，常伴有皮脂溢出；③ 皮疹可见到黑白头粉刺、炎性丘疹、脓疱、结节、囊肿。

三、鉴别诊断

1. **酒齄鼻** 多见于壮年；皮损分布以鼻尖、鼻翼为主，其次颊部、颏部、前额也可发生，绝不累及其他部位；无黑头粉刺，患部潮红、充血，常伴有毛细血管扩张。

2. **职业性痤疮** 常发生于接触沥青、煤焦油及石油制品的工人；同工种的人往往多发生同样损害；丘疹密集，伴毛囊角化，除面部外，其他接触部位如手背、前臂、肘部亦有发生。

3. **颜面播散性粟粒性狼疮** 多见于成年人；棕黄色或暗红色半球状或略扁平的丘疹，表面光滑，对称分布于眼睑、鼻唇沟及颊部，在下眼睑往往融合成堤状。以玻片压之可呈苹果酱色。

【证型】

一、辨证分型

按中医辨证，丘疹色红，或有痒痛，或有脓疱，舌质红，苔薄黄，脉弦滑，是肺经风热。颜面、胸背部皮肤油腻，皮疹红肿疼痛，或有脓疱，舌红，苔黄腻，脉滑数，是肠胃湿热。皮疹颜色暗红，以结节、脓肿、囊肿、瘢痕为主，或见窦道，经久难愈，舌质暗红，苔黄腻，脉弦滑，是痰湿瘀滞。

二、证型辨识

1. 丘疹色红，或有痒痛，或有脓疱；伴口渴喜饮，大便秘结，小便短赤；舌质红，苔薄黄，脉弦滑，常为肺经风热证。

2. 颜面、胸背部皮肤油腻，皮疹红肿疼痛，或有脓疱；伴口臭、便溏黄；舌红，苔黄腻，脉滑数，常为肠胃湿热证。

3. 皮疹颜色暗红，以结节、脓肿、囊肿、瘢痕为主，或见窦道，经久难愈；伴纳呆腹胀；舌质暗红，苔黄腻，脉弦滑，常为痰湿瘀滞证。

【辨证要点】

总之，本病发生的关键在于发育之期，火气炽盛，加之饮食失节,外邪侵袭蕴蒸肌肤所致,若痰湿瘀滞,则会使病情复杂且重。

【处方思路与方法技巧】

一、治疗原则

少吃刺激性食物,控制脂肪和糖类饮食,多吃新鲜蔬菜、水果及富含维生素类食物。日常护理避免使用含油脂及粉质过多的化妆品及糖皮质激素制剂。用温水洗涤患处,避免挤捏、搔抓等刺激。轻症者以疏风清肺、清热除湿为主,重症者以除湿化痰、活血散结为法。

二、分证论治

1. 内治

(1)肺经风热证,治宜疏风清肺、清热解毒,方用枇杷清肺饮加减。伴口渴喜饮者,加生石膏、天花粉;大便秘结者,加生大黄;脓疱多者,加紫花地丁、白花蛇舌草;经前加重者,加香附、益母草、当归。

(2)肠胃湿热证,治宜清肠化湿、通腑泄热,方用茵陈蒿汤加减。伴腹胀、舌苔厚腻者,加生山楂、鸡内金、枳实;脓疱多者,加白花蛇舌草、野菊花、金银花。

(3)痰湿瘀滞证,治宜除湿化痰、活血散结,方用二陈汤合桃红四物汤加减。伴妇女痛经者,加益母草、泽兰;伴囊肿成脓者,加贝母、穿山甲、野菊花、皂刺;伴结节、囊肿难消者,加三棱、莪术、皂刺、夏枯草。

2. 外治

(1)皮疹较多者,可用颠倒散茶调涂患处,每日 2 次,或每晚涂 1 次,次日晨洗去。

(2)脓肿、囊肿、结节较甚者,可外敷金黄膏,每日 2 次。

【临证处方变化】

1. 轻症患者,以中药汤剂口服加外用,并可根据皮疹特点选用西药外搽。

2. 皮疹以结节、囊肿为主的重症患者,应早期使用西药维A酸类口服,并配合中药汤剂内服及外用。

【转归与预后】

粉刺病程慢性,时轻时重,常持续数年或到中年缓解而愈,但少数患者病程迁延,多年不愈,重症者更可以留瘢痕影响容貌。

第十八节　面游风

面游风即西医的"脂溢性皮炎",是发生在皮脂溢出基础上的一种慢性炎症,损害为鲜红色或黄红色斑片,表面覆有油腻性鳞屑或痂皮,常分布于皮脂腺较多部位。

本病多因风热之邪外袭,耗伤阴液,阴伤血燥,生风动风,风热燥邪蕴阻肌肤,肌肤失于濡养而致。或因恣食肥甘油腻、辛辣之品,以至脾胃运化失常,化湿生热,湿热蕴阻肌肤而成。

【诊断】

一、诊断要点

1. 发病年龄　成年人及新生儿。

2. 发生部位　皮脂溢出部位,以头、面、胸、背、脐窝、腋窝及阴股等部位多见。发生在面部常与痤疮伴发;发生于头部可引起脱发;发生于躯干、腋窝、腹股沟皱襞处常可糜烂而似湿疹;皮损可扩展至全身,由头部向下蔓延,甚至发展成红皮病。

3. 皮肤损害　主要为程度轻重不同的黄红色或鲜红色斑片,上覆油腻性鳞屑或痂皮。

4. 自觉症状　程度不等的瘙痒。

5. 病程　慢性,易反复发生。

二、诊断技巧

此病诊断具有三个要点:① 以成年人及新生儿好发人群; ② 以皮脂溢出部位为好发部位;③ 皮肤损害主要为程度轻重不同的黄红色或鲜红色斑片,上覆油腻性鳞屑或痂皮。

三、鉴别诊断

1. 银屑病　皮损颜色较鲜红,鳞屑呈银白色,无油腻感,搔抓后红斑上有点状出血点,发于头皮可见束状发,但不脱发;大多冬重夏轻。

2. 玫瑰糠疹　一般不侵犯头部,常先有母斑,皮疹呈椭圆形,表面鳞屑细薄无油腻,皮损长轴与皮纹一致。

3. 湿疹　皮损无油腻性鳞屑,皮疹多形性,对称分布,表面常有渗出,境界不清,瘙痒剧烈。

4. 体癣　皮损数目少,边界清楚,直接镜检可查见菌丝。

5. 白癣　多见于儿童;头部有灰白色鳞屑斑片,其上有长短不齐的断发,发根有白色菌鞘;真菌检查呈阳性。

【证型】

一、辨证分型

按中医辨证,皮损为基底微红的斑片,干燥、脱屑,瘙痒,受风加重,或头皮瘙痒,头屑多,毛发干枯脱落,舌质偏红,苔薄白,脉细数,是风热血燥。皮损为潮红斑片,有油腻痂屑,甚至糜烂、渗出,舌质红,苔黄腻,脉滑数,是肠胃湿热。

二、证型辨识

1. 多发于头面部,为基底微红的斑片,干燥、脱屑,瘙痒,受风加重,或头皮瘙痒,头屑多,毛发干枯脱落;伴口干口渴,大便干燥;舌质偏红,苔薄白,脉细数,常为风热血燥证。

2. 皮损为潮红斑片,有油腻痂屑,甚至糜烂、渗出;伴口苦,口黏,脘腹痞满,小便短赤,大便臭秽;舌质红,苔黄腻,脉滑数,常为肠胃湿热证。

【辨证要点】

面游风为临床上常见皮肤病,其辨证主要应分清为血燥抑或是湿热证,由于二者在病因及证候上有所不同,故其治则亦需有所异,若辨不对,则治不对症,反助病势发展。

【处方思路与方法技巧】

一、治疗原则

限制高脂、高糖饮食,多吃蔬菜,少用热水肥皂洗头,避免各种机械性刺激。临证按两型论治。

二、分证论治

1. 内治

(1)风热血燥证,治宜祛风清热、养血润燥,方用消风散合当归饮子加减。皮损颜色较红者加牡丹皮、金银花、青蒿;瘙痒重者,加白藓皮、刺蒺藜;皮损干燥明显者,加玄参、麦冬、天花粉。

(2)肠胃湿热证,治宜健脾除湿、通腹泻热,方用参苓白术散合茵陈蒿汤加减。糜烂渗出较重者,加土茯苓、苦参、马齿苋;热盛者,加桑白皮、黄芩。

2. 外治

(1)发于头发者,用白屑风酊外搽,每日 2 次。

(2)发于面部者,用痤疮洗剂或颠倒散洗剂外搽,每日 2 次。

(3)渗出明显者,可用马齿苋、黄柏等煎汤冷湿敷,每次 30 分钟,每日 2～3 次,后用青黛膏外搽。

【临证处方变化】

临床上如遇患者皮疹泛发,瘙痒明显可用西药镇静剂、止痒剂。

【转归与预后】

面游风病程慢性,易反复发生。

第十九节 酒齄鼻

　　酒齄鼻即西医的"酒渣鼻"，是一种发生于面中部，以红斑、丘疹及毛细血管扩张为主要表现的慢性皮肤病。其特点是鼻及鼻周围皮肤持续性红斑和毛细血管扩张，伴丘疹、脓疱、鼻赘。多发于中年人，男女均可发病，尤以女性多见。

　　本病多由肺胃积热上蒸，复遇风寒外袭，血瘀凝结而成。或因嗜酒之人，酒气熏蒸，复遇风寒之邪，交阻肌肤所致。

【诊断】

一、诊断要点

　　1. 女性较多，特别是绝经期的女性更为常见，但在青春期则男性较多。发病年龄在 30～50 岁，可早到 10 岁，迟至老年。

　　2. 红斑期　先为鼻部潮红，以后累及额部、颊部等颜面部位，对称发生，红斑初为暂时性，在进食辛辣食物或热饮、外界环境温度升高、感情冲动时面部潮红充血，以后逐渐转为持久。

　　3. 丘疹脓疱期　在第一期基础上成批发生针头至绿豆大小的红色丘疹、脓疱、结节，鼻部、面颊部的毛囊口扩大明显。皮疹时轻时重、此伏彼起，可数年或更久。

　　4. 鼻赘期　鼻部皮脂腺及结缔组织增生，形成紫红色结节状突起，皮肤凹凸不平，毛细血管显著扩张，致使鼻尖、鼻翼肥大，形成鼻赘。从红斑期发展至鼻赘期需要数十年。仅见于少数患者，几乎均为 40 岁以上男性。

二、诊断技巧

　　此病的诊断具有三个要点：① 患者发病年龄在 30～50 岁；② 鼻部和面中央部发生的充血性红斑、毛细血管扩张、复发性丘疹和脓疱；③ 慢性经过。

三、鉴别诊断

1. **痤疮** 见于青春期,常有白头或黑头粉刺,分布广泛,不伴面部红斑可鉴别。

2. **激素依赖性皮炎** 面部长期外用含氟糖皮质激素制剂造成的毛细血管扩张的改变,与酒渣鼻皮损相似。根据长期用药的病史,皮损较稳定,无阵发性加重的特点可以区别。

3. **脂溢性皮炎** 皮损除在面部,还可以出现在头发,为淡红色斑,其上有油腻性鳞屑,毛细血管扩张少见。

【证型】

一、辨证分型

按中医辨证,红斑多发于鼻尖或两翼,压之褪色,舌红,苔薄黄,脉弦滑,是肺胃热盛。在红斑上出现痤疮样丘疹、脓疱,毛细血管扩张明显,局部灼热,舌红,苔黄,脉数,是热毒蕴肤。鼻部组织增生,舌略红,脉沉缓,是气滞血瘀。

二、证型辨识

1. 红斑多发于鼻尖或两翼,压之褪色;常嗜酒、口干、便秘;舌红,苔薄黄,脉弦滑,常为肺胃热盛证,多见于红斑型。

2. 在红斑上出现痤疮样丘疹、脓疱,毛细血管扩张明显,局部灼热;伴口干,便秘,舌红,苔黄,脉数,常为热毒蕴肤证,多见于丘疹脓疱型。

3. 鼻部组织增生,呈结节状,毛孔扩张;舌略红,脉沉缓,常为气滞血瘀证,多见于鼻赘型。

【辨证要点】

本病多因肺胃素有积热上蒸,亦可因酒气熏蒸,复遇风寒之邪外袭,气血凝滞肌肤所致。本病总属实证,初起多因肺胃热盛,热毒之邪郁久可损伤气血,后期可表现为气滞血瘀。

【处方思路与方法技巧】

一、治疗原则

日常护理禁酒及禁食刺激性饮食,纠正胃肠功能障碍和内分泌失调,保持大便通畅。避免局部过热过冷的刺激,避免剧烈的情绪波动等可能引起面部潮红的因素。生活应有规律,注意劳逸结合。避免长时间的日光照射。早期病情轻者,及时治疗,皮疹可以治愈。但病情发展,皮疹加重,则可迁延数年不愈,少数发展成鼻赘则可采取手术治疗。

二、分证论治

1. 内治

(1)肺胃热盛证,治宜清泄肺胃积热,方用枇杷清肺饮加减。

(2)热毒蕴肤证,治宜清热解毒凉血,方用黄连解毒汤合凉血四物汤加减。酒气熏蒸所致者,加制大黄、苦参片。

(3)气滞血瘀证,治宜活血化瘀散结,方用通窍活血汤加减。

2. 外治

(1)鼻部有红斑、丘疹者,可选用一扫光或颠倒散洗剂外搽,每日 3 次。

(2)鼻部有脓疱者,可选用四黄膏外涂,每日 2～3 次。

(3)鼻赘形成者,可先用三棱针刺破放血,颠倒散外敷。

【临证处方变化】

临床中,如检出毛囊虫的患者,可予甲硝唑口服;鼻赘形成者,可采用外科手术予以切除整形。

【转归与预后】

酒齄鼻病程慢性,时轻时重,从红斑期发展至鼻赘期需要数十年,仅见于少数患者,几乎均为 40 岁以上男性。较少数患者的鼻赘可累及颌和耳,极少数病例可发展成鳞状细胞癌或基底细胞癌。

第二十节 油风

油风即西医的"斑秃"，是一种突然头发成片脱落的慢性皮肤病。一般无自觉症状，可发生于全身任何长毛的部位。脱发区的皮肤正常，无炎性红斑，无自觉症状。可发生于任何年龄，男女均可发病，但多见于青年。

本病可因过食辛辣炙煿、醇甘厚味，或情志抑郁化火，损阴耗血，血热生风，风热上窜巅顶，毛发失于阴血濡养而突然脱落。或因情志抑郁，肝气郁结，过分劳累，心气乃伤，气滞血瘀，毛发失养所致。或因肝肾不足，精不化血，血不养发，肌腠失润，发无生长之源，毛根空虚而发落成片。

【诊断】

一、诊断要点

1. 发病年龄　任何年龄，但以青壮年为多见。

2. 突然在头部出现圆形或椭圆形的脱发斑，一片或数片，常在无意中或被他人发现。脱发区的头皮是正常的，无炎性发红，无鳞屑，无瘢痕，境界清楚，多数发展至钱币大或稍大些就不扩大。

3. 以头皮为主。若整个头发全部脱落称全秃，少数严重者除头皮外，眉毛、睫毛、胡须甚至全身毳毛均脱落，则称普秃。指甲也能受波及，表现为甲凹点、纵嵴、剥离、脆甲及脱甲。

4. 自觉症状　通常无不适，偶有轻微瘙痒，刺痛或触压痛。

5. 病程多数为数月，有少数患者病程可持续。

二、诊断技巧

本病的诊断具有两个要点：① 青壮年为多见；② 突然在头部出现的斑状脱发区，脱发区的头皮是正常的，无炎性发红，无鳞屑，无瘢痕。

三、鉴别诊断

1. 假性斑秃　头皮有圆形、椭圆形或不规则形的脱发区，头皮萎缩、光滑发亮如薄纸，没有痂皮及断发，不再长发。

2. 脂溢性脱发　头发呈稀疏、散在性脱落，脱发多从额角开始，延及前头及颅顶部；头皮覆有糠秕状或油腻性鳞屑；常有不同程度的瘙痒。

3. 白癣　好发于儿童；为不完全脱发，毛发多数折断，残留毛根，附有白色鳞屑和结痂；断发中易查到真菌。

4. 黄癣　多见于儿童；头部有典型的碟形癣痂，其间有毛发穿过，头皮有萎缩性的瘢痕，其上有残发；真菌检查阳性。

【证型】

一、辨证分型

按中医辨证，突然脱发成片，偶有头皮瘙痒，或伴头部烘热，苔薄，脉弦，常为血热风燥证。病程较长，头发脱落前先有头痛或胸胁疼痛等症，舌有瘀点、瘀斑，脉沉细，常为气滞血瘀证。多在产后或病后头发呈斑块状脱落，呈渐进性加重，范围由小而大，毛发稀疏枯槁，触摸易脱，舌淡，脉细弱，常为气血两虚证。病程日久，平素头发焦黄或花白，发病时呈大片均匀脱落，甚或全身毛发脱落，舌淡，苔薄，脉细，常为肝肾不足证。

二、证型辨识

1. 突然脱发成片，偶有头皮瘙痒，或伴头部烘热；心烦易怒，急躁不安；苔薄，脉弦，常为血热风燥证。

2. 病程较长，头发脱落前先有头痛或胸胁疼痛等症；伴夜多恶梦，烦热难眠；舌有瘀点、瘀斑，脉沉细，常为气滞血瘀证。

3. 多在产后或病后头发呈斑块状脱落，呈渐进性加重，范围由小而大，毛发稀疏枯槁，触摸易脱，伴唇淡，心悸，气短懒言，倦怠乏力，舌淡，脉细弱，常为气血两虚证。

4. 病程日久，平素头发焦黄或花白，发病时呈大片均匀脱落,甚或全身毛发脱落;伴头昏,耳鸣,目眩,腰膝酸软;舌淡,苔薄,脉细,常为肝肾不足证。

【辨证要点】

本病的发生不外乎虚与实。虚是肝肾不足,实是血热生风、血瘀阻窍,两者均能导致脱发。

【处方思路与方法技巧】

一、治疗原则

去除可能诱发因素,增强治愈信心,对秃发范围广或全秃、普秃患者,宜戴假发以减轻心理负担。本病临证按四型论治,实证以清以通为主,血热清则血循其经,血瘀祛则新血易生;虚证以补以摄为要,精血得补则毛发易生。选用适当的外治,促进毛发生长。

二、分证论治

1. 内治

(1)血热风燥证,治宜凉血熄风、养阴护发,方用四物汤合六味地黄汤加减。若风热偏胜,脱发迅猛者,宜养血散风、清热护发,方用神应养真丹。

(2)气滞血瘀证,治宜通窍活血化瘀,方用通窍活血汤加减。

(3)气血两虚证,治宜益气补血,方用八珍汤加减。

(4)肝肾不足证,治宜滋补肝肾,方用七宝美髯丹加减。

2. 外治

(1)鲜毛姜(或生姜)切片,烤热后涂擦脱发区,每日数次。

(2)5%~10%斑蝥酊、10%补骨脂酊、10%辣椒酊外搽,每天数次。

【临证处方变化】

临床上,对精神紧张,睡眠不足者,可口服镇静类药物。对于全秃及普秃者,脱发时间长,没有新发生长,可服用皮质类固醇激素,如泼尼松,有效后逐渐减量。

【转归与预后】

油风多数病程为数月,少数可反复发作或边长边脱落,重者脱发持续进行,脱发区彼此相互融合,渐形成大片状的秃区,病程可持续数年。斑秃患者绝大多数可以自愈。有少数患者病程可持续,尤其是全秃及普秃患者。发生全秃及普秃患者的年龄越小,恢复的可能性也随之减少。头皮边缘部位(特别是枕部)毛发较难再生。

第二十一节 瓜藤缠

瓜藤缠即西医的"结节性红斑",是一种由于真皮脉管和脂膜炎症引起的结节性皮肤病。急性起病,基本损害为疼痛性红色结节和斑块,主要累及小腿伸侧,很少发生于大腿及前臂,不发生溃疡,经 3～6 周消退,不留瘢痕和萎缩。多见于青年女性,以春秋季发病者为多。

本病因素体血分有热,外感湿邪,湿与热结,或脾虚失运,水湿内生,湿郁化热,湿热下注,气滞血瘀,瘀阻经络而发;或因体虚之人,气血不足,卫外不固,寒湿之邪乘虚外袭,客于肌肤腠理,流于经络,气血瘀滞而发。

【诊断】

一、诊断要点

1. 性别、年龄、发病季节　患者多为青年或中年女性,好发于春秋季节。

2. 部位　皮损好发于两小腿伸侧,发疹较多时,除小腿伸侧外,亦可见于小腿屈侧、前臂、股部等处。少数可发生于大腿及上臂。

3. 前驱症状　在工作劳累后、感冒后发病前常有或轻或重的畏寒、发热、头痛、咽痛、肌痛、骨节酸痛、神疲乏力等症状。

4. 皮损为疼痛性结节,经数天或数周左右,结节渐渐自行消退,不留痕迹,结节不易化脓破溃。

5. 自觉疼痛,压之更甚。

6. 急性发病,有自限性,一般在 6 周左右自愈,但亦有长达数月者。

二、诊断技巧

本病诊断具有三个要点:① 好发于青年或中年女性;② 皮损好发于两小腿伸侧;③ 皮损为疼痛性结节。

三、鉴别诊断

1. 硬红斑 秋冬季节发病;好发于小腿屈侧;结节较大而深在,疼痛轻微,易溃破而发生溃疡,愈合后留有瘢痕;起病缓慢,病程较长;常有结核病史。

2. 皮肤变应性血管炎 皮损为多形性,可有红斑、丘疹、斑丘疹、瘀斑、结节、溃疡、瘢痕等,常伴有条索状物,疼痛较轻;反复发作,病程较长。

【证型】

一、辨证分型

按中医辨证,发病急骤,皮下结节,略高于皮面,灼热红肿,舌微红,苔白或腻,脉滑微数,是湿热瘀阻。皮损暗红,反复缠绵不愈,遇寒加重,舌淡,苔白或白腻,脉沉缓或迟,是寒湿入络。

二、证型辨识

1. 发病急骤,皮下结节,略高于皮面,灼热红肿,伴头痛,咽痛,关节痛,发热,口渴,大便干,小便黄;舌微红,苔白或腻,脉滑微数,常为湿热瘀阻证。

2. 皮损暗红,反复缠绵不愈;伴有关节痛,遇寒加重,肢冷,口不渴,大便不干,舌淡,苔白或白腻,脉沉缓或迟,常为寒湿入络证。

【辨证要点】

本病初期多实证,湿热者居多,日久多由实转虚,或虚中夹实。气滞血瘀、经络阻滞为本病的基本病机。

【处方思路与方法技巧】

一、治疗原则

本病治疗以活血化瘀为基础,结合病证,或清热利湿,或散寒祛湿。严重病例可用皮质类固醇激素治疗。

二、分证论治

1. 内治

(1)湿热瘀阻证,治宜清热利湿、祛瘀通络,方用萆薢渗湿汤合桃红四物汤加减。畏寒发热、咽喉疼痛者,加荆芥、牛蒡子、桔梗。

(2)寒湿入络证,治宜散寒祛湿、化瘀通络,方用阳和汤加减。关节疼痛者,加羌活、独活、威灵仙、木瓜。

2. 外治

(1)皮下结节较大,红肿疼痛者,外敷金黄膏、四黄膏或玉露膏。

(2)皮下结节色暗红,红肿不明显者,外敷冲和膏。

(3)蒲公英、丹参、紫草各30 g,荆芥、丹皮、当归各20 g,煎水外洗。

【临证处方变化】

临床中,运用中药汤剂内服及中药外敷大都疗效较好,但如疼痛明显者,可服用止痛药;若有感染因素者,需使用抗生素;严重者可同时加用皮质类固醇口服。

【转归与预后】

瓜藤缠患者呈急性发病,经过迅速,有自限性,一般在6周左右自愈,但亦有长达数月者,部分患者结节持久不退,炎症及疼痛较轻,持续 1～2 年亦不破溃,称为慢性结节性红斑或迁延性结节性红斑。

第二十二节　红蝴蝶疮

红蝴蝶疮即西医的"红斑狼疮",是一种可累及皮肤和全身多脏器的自身免疫性疾病。临床常见类型为盘状红斑狼疮(DLE)、亚急性皮肤型红斑狼疮(SCLE)和系统性红蝴蝶疮(SLE)。多见于 15～40 岁女性。女性多于男性。盘状红蝴蝶疮好发于面颊部,主要表现为皮肤损害,多为慢性局限性;系统性红蝴蝶疮除有皮肤损害外,常同时累及全身多系统、多脏器,病变呈进行性经过,预后较差。

总由先天禀赋不足,肝肾亏虚而成。热毒蕴结肌肤,上泛头面,则面生盘状红斑狼疮;热毒内传脏腑,瘀阻于肌肉、关节,则发系统性红斑狼疮。在整个发病过程中,热毒炽盛之证可相继或反复出现,甚或表现为热毒内陷,热盛动风。在系统性红蝴蝶疮病程中,或因热毒炽盛,燔灼营血,阻隔经络,则可引起急性发作而见高热,肌肉酸楚,关节疼痛;或邪热渐退,则又多表现为低热,疲乏、唇干舌红,盗汗等阴虚火旺、肝肾不足证候;或因肝气郁结,久而化火,致气血凝滞;或因病久气血两虚,致心阳不足。病程后期,每多阴损及阳,累及于脾,以致脾肾两虚,水湿泛滥,膀胱气化失权而见便溏溲少,四肢清冷,下肢甚至全身浮肿等症。

【诊断】

一、诊断要点

由于本病病因不明,临床表现变化多端,累及的组织和器官较多,病情复杂,特别是早期不典型患者或仅有一两个脏器受累,或无皮疹,甚至无临床表现的,较难作出诊断。现采用美国风湿病协会在 1982 年经修正的诊断标准,共 11 项。

① 颊部红斑;

② 盘状红斑;

③ 光敏;

④ 口腔溃疡;

⑤ 非侵蚀性关节炎;

⑥ 浆膜炎:胸膜炎或心包炎;

⑦ 肾病变:蛋白尿>0.5 g/24 h 或$+++$,或管型、红细胞型、颗粒型或混合性管型;

⑧ 神经系统异常:抽搐或精神病(除外药物或代谢紊乱);

⑨ 血液学异常:溶血性贫血或白细胞$<4.0\times10^9$/L 至少两次以上,或淋巴细胞$<1.5\times10^9$/L 至少两次以上,或血小板减少$<100\times10^9$/L;

⑩ 免疫学异常:狼疮细胞阳性或抗 ds-DNA 抗体效价增高或抗 Sm 抗体阳性或梅毒血清试验假阳性(至少持续 6 个月);

⑪ 抗核抗体效价增高。

二、诊断技巧

满足以上 11 条中 4 项或更多项者,可诊断为 SLE。

三、鉴别诊断

1. **风湿性关节炎** 关节肿痛明显,可出现风湿结节;无系统性红蝴蝶疮特有的皮肤改变;对光线不敏感;抗风湿因子大多为阳性;红斑狼疮细胞及抗核抗体检查阴性。

2. **类风湿关节炎** 关节疼痛,可有关节畸形;无红蝴蝶疮特有的皮损;类风湿因子大多呈阳性;狼疮细胞检查多呈阴性。

3. **皮肌炎** 多从面部开始;皮损为以双眼睑为中心的紫蓝色水肿性红斑,多发性肌炎症状明显;肌酶、尿肌酸含量异常。

【证型】

一、辨证分型

按中医辨证,面部蝶形红斑,色鲜艳,皮肤紫斑,伴高热,舌红绛,苔黄腻,脉洪数或细数,常为热毒炽盛。斑疹暗红,伴有不规则发热或持续性低热,手足心热,自汗盗汗;舌红,苔薄,脉细数,常为阴虚火旺证。胸胁胀满,尿少或尿闭,面色无华;腰膝酸软,口干不渴;舌淡胖,苔少,脉沉细,常为脾肾阳虚证。胸胁胀满,头昏头痛,耳鸣失眠;舌紫暗或有瘀斑,脉细弦,常为脾虚肝旺证。红斑暗紫,角质栓形成及皮肤萎缩;舌暗红,苔白或光面舌,脉沉细涩,常为气滞血瘀证。

二、证型辨识

1. 相当于系统性红蝴蝶疮急性活动期。面部蝶形红斑,色鲜艳,皮肤紫斑,关节肌肉疼痛;伴高热,烦躁口渴,抽搐,大便干结,小便短赤;舌红绛,苔黄腻,脉洪数或细数,常为热毒炽盛证。

2. 斑疹暗红,关节痛,足跟痛;伴有不规则发热或持续性低热,手足心热,心烦失眠,疲乏无力,自汗盗汗,面浮红,月经量少或闭经;舌红,苔薄,脉细数,常为阴虚火旺证。

3. 眼睑、下肢浮肿,胸胁胀满,尿少或尿闭,面色无华;腰膝酸软,面热肢冷,口干不渴;舌淡胖,苔少,脉沉细,常为脾肾阳虚证。

4. 皮肤紫斑;胸胁胀满,腹胀纳呆,头昏头痛,耳鸣失眠,月经不调或闭经;舌紫暗或有瘀斑,脉细弦,常为脾虚肝旺证。

5. 多见于盘状局限型及亚急性皮肤型红蝴蝶疮。红斑暗紫,角质栓形成及皮肤萎缩;伴倦怠乏力;舌暗红,苔白或光面舌,脉沉细涩,常为气滞血瘀证。

【辨证要点】

本病总由先天禀赋不足,肝肾亏虚而成。因肝主藏血,肾主藏精,精血不足,虚火上炎;兼因腠理不密,日光曝晒,外热入侵,热毒入里,二热相搏,瘀阻脉络,内伤于脏腑,外伤于肌肤而发病。但病情常虚实互见,变化多端。六淫侵袭、劳倦内伤、七情郁结、妊娠分娩、日光曝晒、内服药物,都可成为发病的诱因。

【处方思路与方法技巧】

一、治疗原则

中医治疗多从补益肝肾、活血化瘀、祛风解毒入手。本病病情复杂,临床多采用中西医结合治疗。

二、分证论治

1. 内治

(1) 热毒炽盛证,治宜清热凉血、化斑解毒,方用犀角地黄汤合黄连解毒汤加减。高热神昏者,加安宫牛黄丸,或服紫雪丹、至宝丹。

(2) 阴虚火旺证,治宜滋阴降火,方用六味地黄丸合大补阴丸、清骨散加减。

(3) 脾肾阳虚证,治宜温肾助阳、健脾利水,方用附桂八味丸合真武汤加减。

(4) 脾虚肝旺证,治宜健脾清肝,方用四君子汤合丹栀逍遥散加减。

(5) 气滞血瘀证,治宜疏肝理气、活血化瘀,方用逍遥散合血府逐瘀汤加减。

2. 外治　皮损处涂白玉膏或黄柏霜,每天1~2次。

【临证处方变化】

本病病情复杂,临床多采用中西医结合治疗。

【转归与预后】

1. DLE　起病隐匿,病变局限于皮肤,预后较好,约5%的患者可发展为SLE。

2. SCLE　有内脏轻度损害的患者如有强烈日晒或手术等刺激,或因不当治疗偶可演变为重型SLE。

3. SLE 急性型,预后差,目前已较少见;亚急性型,病程反复迁延,时轻时重;慢性型,病程进展缓慢,预后良好。虽SLE目前尚无方法根治,然随着诊治水平的提高,预后已大为改善。

第二十三节　淋病

淋病是指由淋病奈瑟菌引起的、主要发生在泌尿生殖系统的化脓性感染。其特点是:以尿道炎多见,出现尿急、尿痛、尿频,尿道口有脓性分泌物。主要通过性交传染,偶可通过带菌的衣服、便桶、浴盆等间接传染。不仅可引起男性尿道炎、女性宫颈或尿道炎,还可经血行播散引起菌血症。临床表现因感染的人群不同、部位不同而有差别,通常分为男性淋病、女性淋病、儿童淋病、其他淋病和无症状淋病。淋球菌感染可发生于任何年龄,但多数为性活跃的中青年。

淋病一般可归属于中医学"淋证"、"淋浊"、"精浊"、"毒淋"等范畴。中医文献中的淋证,是广义的泌尿系疾病的总称,指排尿不畅,点滴而下,甚或茎中作痛。近代中医多将淋病称为"毒淋"或"花柳毒淋"。因宿娼恋色或误用秽浊之邪污染之器具,染受淋毒浊邪,阻滞于膀胱及肝经,化热化湿,蕴于下焦所致;或因酒色过度,耗损肾气兼感毒邪,使肾升清无能,固摄无权,精微脂液下流而成精浊。

【诊断】

一、诊断要点

1. 有不洁性交史,性伴感染史,与淋病患者间接接触史或新生儿母亲有淋病史等。淋病潜伏期为 1～10 日,平均 3～5 日。

2. 有各种类型淋病的临床表现。男性有尿痛及尿道流脓,女性有轻度尿道不适及阴道脓性白带增多。其他部位淋病、有合并症淋病以及播散性淋球菌感染有各自的临床表现。

3. 实验室检查 ① 直接涂片：多形核白细胞内革兰阴性双球菌。② 细菌培养：可见革兰阴性双球菌。而实验室检查是确诊淋病的必要依据。男性急性淋菌性尿道炎直接涂片，见多形核白细胞内革兰阴性双球菌有初步诊断意义。全部女性病人均应进行淋球菌培养，鉴定为阳性即可确诊。

二、诊断技巧

本病诊断具有三个要点：① 有不洁性交史；② 有各种类型淋病的临床表现；③ 实验室检查阳性。

三、鉴别诊断

1. 非淋球菌性尿道炎 有不洁性接触史，潜伏期 1～3 周，症状轻微或无明显症状，有少量黏液性或黏液脓性分泌物。病原体主要为沙眼衣原体或解脲支原体，淋球菌检查阴性。

2. 念球菌性尿道炎 无尿道刺激症状及全身症状，尿道分泌物量大、黏稠、呈白色块状或凝乳状，分泌物镜检可见假菌丝和孢子。

3. 滴虫性尿道炎 分泌物为黄色稀薄泡沫状，严重时分泌物呈血性。分泌物中可见黄色滴虫。

【证型】

一、辨证分型

按中医辨证，尿道口红肿，尿急、尿频、尿痛、淋漓不止，尿液浑浊如脂，尿道口流脓；舌红，苔黄腻，脉滑数，是湿热毒蕴。小便不畅、短涩、淋漓不尽，腰膝酸软，手足心热；舌淡或有齿痕，苔白腻，脉沉细，是正虚邪恋。前列腺肿痛，拒按，小便溢浊或点滴淋漓，腰酸下坠感，女性下腹部隐痛、压痛；舌红，苔薄黄，脉滑数，是毒邪流窜。小便灼热刺痛，尿液赤涩，下腹痛，头痛，高热，或寒热往来，神情淡漠；舌红，苔黄燥，脉滑数，是热毒入络。

二、证型辨识

1. 常见于急性淋病,尿道口红肿,尿急、尿频、尿痛、淋漓不止,尿液浑浊如脂,尿道口流脓,严重者尿道黏膜水肿,附近淋巴结红肿疼痛,女性宫颈充血、触痛,并有脓性分泌物,可有前庭大腺红肿热痛等,可有发热等全身症状;舌红,苔黄腻,脉滑数,常为湿热毒蕴证。

2. 常见于慢性淋病,小便不畅、短涩、淋漓不尽,腰膝酸软,手足心热,口干舌燥。酒后或疲劳易发,食少纳差,女性带下多;舌淡或有齿痕,苔白腻,脉沉细,常为正虚邪恋证。

3. 常见于伴有并发症的淋病,前列腺肿痛,拒按,小便溢浊或点滴淋漓,腰酸下坠感,女性下腹部隐痛、压痛,外阴瘙痒,白带多,或有低热等不适感;舌红,苔薄黄,脉滑数,常为毒邪流窜证。

4. 常见于淋病性败血症,小便灼热刺痛,尿液赤涩,下腹痛,头痛,高热,或寒热往来,神情淡漠,面目浮肿,四肢关节酸痛,心悸烦闷;舌红,苔黄燥,脉滑数,常为热毒入络证。

【辨证要点】

本病初起急性发作多属湿热实证;久病则虚实夹杂,肝肾已亏而淋浊未清;若尿色红赤或带血,则为湿热炽盛,灼伤血络而致。

【处方思路与方法技巧】

一、治疗原则

本病治疗应以西药抗生素为主,按规范方案及时、足量用药。中西医结合治疗有一定的优势。

二、分证论治

1. 内治

(1)湿热毒蕴证,治宜清热利湿、解毒化浊,方用龙胆泻肝汤、萆薢分清饮、八正散等加减。

（2）正虚邪恋证，治宜滋阴降火、利湿祛浊，方用知柏地黄丸加减。

（3）毒邪流窜证，治宜清热利湿、解毒化浊，方用通草散加减。

（4）热毒入络证，治宜清热解毒、凉血化浊，方用清营汤加减。

2. 外治

（1）可选用土茯苓、地肤子、苦参、芒硝各 30 g，煎水外洗。

（2）冰硼散：玄明粉、硼砂各 15 g，朱砂 1.8 g，冰片 1.5 g，共研细末，外搽患处。

【临证处方变化】

临床上本病治疗应以西药抗生素为主，按规范方案及时、足量用药。但对于慢性淋病、有合并症状淋病、淋病后综合征等的治疗，中医药有一定优势。

【转归与预后】

判愈标准：治疗结束后两周内，在无性接触情况下符合：① 症状和体征全部消失；② 治疗结束后 4～7 天从患病部位取材做涂片和培养阴性。有些患者经西药治疗后淋病双球菌转阴，尿道口分泌物消失，但仍有小便时尿道口刺痛不适等症状，有医家称之为淋病后综合征，即淋病经及时、正规、足量治疗后，仍持续存在的一组不适的证候，以泌尿生殖器症状、性功能症状为主，并反复检查病原体无阳性发现。此时需依靠药物与心理两方面的治疗，中药治疗可发挥其长处，显著改善患者的自觉症状。

第二十四节　梅毒

梅毒是苍白螺旋体感染所引起的一种慢性、系统性性传播疾病。其特点是:临床表现多种多样,病程较长,几乎可侵犯全身各组织与器官。早期主要侵犯皮肤黏膜,晚期还可侵犯心血管系统和中枢神经系统。另一方面,梅毒又可能多年无症状而呈潜伏状态。梅毒主要通过性交传染,也可通过胎盘传给下一代发生先天梅毒。

梅毒,中医称之为"霉疮"、"广疮"、"时疮"、"杨梅疮"或"杨梅大疮"等,现在一般将一期梅毒硬下疳称"疳疮",二期梅毒称"杨梅疮",三期梅毒称"杨梅结毒"。梅毒起源于北美洲,一般认为是在 16 世纪初葡萄牙商人进入广州后传入我国的。本病因不洁性交传染,阴器直接感受淫秽邪毒而致病,随处可生,发无定处,证候复杂。或非性交传染,病位主要在脾肺二经受毒,疮轻细小而干,毒气少入侵骨髓、关窍、脏腑。或系父母患梅毒,遗毒于胎儿所致。既有父母先患梅毒而后结胎,称之禀受,多病重;又有先结胎,父母后患梅毒,毒气由母而传于胎儿,称之为染受,多病轻。

【诊断】

一、诊断要点

1. 有不洁性交史,性伴感染史,或新生儿母亲有梅毒史等。

2. 一期梅毒　主要症状为硬下疳,常发生于不洁性交后 2~4 周。出现于梅毒螺旋体侵入处,多发于生殖器部位。

3. 二期梅毒　临床表现以皮肤黏膜损害为主,其特征是广泛而且对称,自觉症状轻微,皮疹破坏性较小但传染性强。掌跖部的斑丘疹具有特征性。

4. 三期梅毒(晚期梅毒)　约 40% 未经治疗的梅毒病人可发生一种或另一种活动性晚期梅毒。其中 15% 病人发生良性梅毒,10%~25% 为心血管梅毒,10% 为神经梅毒。良性梅毒指梅毒侵犯非致命的组织与器官,如皮肤、软组织、骨骼、软骨或睾丸等。

5. 梅毒未经治疗或用药剂量不足,无临床症状,梅毒血清反应阳性,没有其他可引起梅毒血清反应阳性的疾病存在,脑脊液正常,这类病人称为潜伏梅毒。

6. 先天梅毒是胎儿在母体内通过血液途径感染所致,由于其传染方式与后天梅毒不同,胎儿的体质与成人不同,所以其症状与后天梅毒有一定的区别。先天梅毒不发生硬下疳,常有较严重的内脏损害,对胎儿的健康影响很大,病死率高。

7. 组织及体液中梅毒螺旋体的检查阳性,梅毒血清试验阳性。

二、诊断技巧

本病诊断具有三个要点:① 病史;② 体检;③ 实验室检查结果。对三项进行综合分析,可作出诊断。必要时还需要进行追踪观察,家属调查和试验治疗等辅助方法。

三、鉴别诊断

1. 一期梅毒硬下疳需与软下疳相鉴别 软下疳的溃疡常为多发性,疼痛而有渗出,但无硬结。

2. 二期梅毒需与玫瑰糠疹、花斑癣、尖锐湿疣等相鉴别

(1)玫瑰糠疹:好发于胸、胁肋部,皮疹为椭圆形或圆形斑片,红色或淡红色,长轴与皮纹一致,有糠秕状鳞屑,1~3 个月可自愈。

(2)花斑癣:好发于颈、胸、臀及四肢近端。皮损为大小不一,境界清楚的圆形或不规则形斑,呈淡褐或深褐色,上附细糠秕状鳞屑,轻度瘙痒或无自觉症。夏季发作,入冬后减轻或痊愈。真菌镜检阳性。

(3)尖锐湿疣:疣体可呈乳头状、菜花状,部分成融合成团块状,实验室检查梅毒螺旋体阴性。

【证型】

一、辨证分型

按中医辨证,前阴或肛门可见硬结,四周掀肿,患处灼热,表面轻度糜烂,腹股沟臖核肿大,舌红、苔黄腻,脉弦数是肝经湿

热。疳疮色呈紫红,四周坚硬突起或横痃质坚韧,或杨梅结节成紫色结节,舌淡紫或黯,苔腻或滑润,脉滑或细涩,是痰瘀互结。疳疮破溃,疮面淡润,或皮肤水疱,滋流黄水,伴纳呆,食少便溏,肢倦体重,舌胖润,苔腻,脉滑或濡,是脾虚湿蕴。病程日久,结毒溃破,疮口苍白,脓水清稀,久不收口,舌淡苔薄,脉细无力,是气血两虚。

二、证型辨识

1. 前阴或肛门可见硬结,四周焮肿,患处灼热,表面轻度糜烂,腹股沟臀核肿大;或出现胸腹、腰、四肢屈侧及颈部杨梅疮、杨梅痘或杨梅斑,伴发热恶寒,胸胁胀痛,心烦易怒,口苦纳呆,小便赤短涩痛,大便秘结或稀而灼肛,舌红,苔黄腻,脉弦数,常为肝经湿热证。

2. 疳疮色呈紫红,四周坚硬突起或横痃质坚韧,或杨梅结节成紫色结节,或腹硬如砖,肝脾肿大,舌淡紫或黯,苔腻或滑润,脉滑或细涩,常为痰瘀互结证。

3. 疳疮破溃,疮面淡润;或结毒遍生,皮色褐暗;或皮肤水疱,滋流黄水;或腐肉败脱,久不收口,伴筋骨酸痛,胸闷,纳呆,食少便溏,肢倦体重,舌胖润,苔腻,脉滑或濡,常为脾虚湿蕴证。

4. 病程日久,结毒溃破,疮口苍白,脓水清稀,久不收口。伴面色无华,头晕眼花,心悸怔忡,气短懒言,舌淡苔薄,脉细无力,常为气血两虚证。

【辨证要点】

多因房事不洁,感受淫秽邪毒,蕴热化火,毒气流经走络,外发肌肤,内伤脏腑,其入髓结毒,渐致形毁骨枯,口鼻俱废,甚则危及性命。并遗患后代。早期梅毒以实证表现为主,晚期以虚证为主。

【处方思路与方法技巧】

一、治疗原则

梅毒的治疗中,抗生素特别是青霉素类药物的疗效确切,常作首选,中医药治疗梅毒一般仅作为驱梅治疗中的辅助疗法。梅毒的治疗总宜凉血解毒。早期梅毒,可凉血排毒,祛湿消疮,化斑散结;晚期梅毒则应扶正祛邪,补气排毒。

二、分证论治

1. 内治

(1)肝经湿热证,治宜清肝解毒、利湿化斑,方用龙胆泻肝汤加减。

(2)痰瘀互结证,治宜祛瘀解毒、化痰散结,方用消疬丸、化斑解毒汤加减。

(3)脾虚湿蕴证,治宜健脾化湿、解毒化浊,方用芎归二术汤加减。

(4)气血两虚证,治宜补气养血、扶正固本,方用十全大补汤、八珍汤加减。

2. 外治

(1)疳疮:鹅黄散或珍珠散外撒,每日 3 次。

(2)横痃、杨梅结毒未溃时,选用冲和膏,醋、酒各半调成糊状外敷;或用金黄膏、四黄膏外敷。

(3)横痃、杨梅结毒破溃,用珍珠层粉撒在创面,外敷四黄膏,每日 1 次;待其腐脓去后,再用生肌膏外敷。

【临证处方变化】

梅毒的治疗中,由于驱梅方案的成熟,抗生素特别是青霉素类药物疗效确切,是首选。中医药治疗梅毒一般仅作为驱梅治疗中的辅助疗法。

【转归与预后】

1. 早期梅毒 经充分治疗的患者,应随访 2～3 年。疗后第 1 年内每 3 个月复查 1 次,包括临床与血清(非螺旋体抗原试验),以后每半年复查 1 次。随访期间严密观察其血清反应滴度下降与临床改变情况,如无复发,即可终止观察。早期梅毒治疗后,如有血清复发(由阴转阳,或滴度升高 2 个稀释度,如 RPR 和 USR 阴转后又超过 1∶8),或临床症状复发,除应即加倍剂量进行复治外,还应考虑是否需要做腰穿,行脑脊液观察中枢神经系统有无梅毒感染。如血清固定而无临床复发征象者,也应根据具体情况考虑检查脑脊液,以排除无症状型神经梅毒的可能性。

2. 晚期梅毒和晚期潜伏梅毒患者　如治疗后血清固定,需随访 3 年以上以判断是否终止观察。

第二十五节　尖锐湿疣

尖锐湿疣是由人类乳头瘤病毒引起的增生性疾病。主要好发生在生殖器、会阴和肛门部位的表皮瘤样增生,是一种皮肤黏膜良性赘生物,好发于年轻人,多为性活跃者。

尖锐湿疣在中医古籍中尚没有一个与之完全对应的确切病名,生于会阴处的疣由于湿润、柔软、形如菜花,污秽而色灰,故民间有"菜花疮"之称。现代中医外科专著中多称尖锐湿疣为"臊瘊"、"瘙瘊"、"骚疣"、"尿瘊"等。本病多因房事不洁或间接接触污秽之物品,湿热淫毒外侵入外阴皮肤黏膜,导致肝经郁热,气血不和,湿热毒邪搏结而成。或因房事不洁,纵欲无度,则肾精亏虚,相火妄动,秽浊之邪乘虚而入,循经下注阴部,壅遏成毒,变生此证。

【诊断】

一、诊断要点

1. 有不洁性交史,性伴感染史或间接感染史。

2. 生殖器部位出现乳头状、鸡冠状或菜花状增生物。

3. 醋酸白试验阳性。

4. 组织病理学有特征性改变。

二、诊断技巧

本病诊断具有三个要点：① 有不洁性交史,性伴感染史或间接感染史;② 生殖器部位出现乳头状、鸡冠状或菜花状增生物;③ 必要时可辅助实验室检查。

三、鉴别诊断

1. 扁平湿疣　为二期梅毒的特征性表现,为发生于阴肛部扁平斑丘疹,表面光滑潮湿,部分破溃,显微镜检查可见大量梅毒螺旋体,RPR 试验及 TPHA 试验阳性。

2. 阴茎珍珠状丘疹　为发生于男性冠状沟周围针头大小、黄白色或淡红色小丘疹,成行排列,无任何自觉症状,无不洁性交史。

3. 假性湿疣　主要发生于女性小阴唇内侧或尿道口周围,为多数群集性颗粒状或绒毛状突起,是一种正常生理变异。

4. 鲍温样丘疹病　发生于 40 岁以下性活跃人群,生殖器部位多发红褐色扁平丘疹,组织病理呈原位癌改变。临床上是良性疾病,可持续多年。

【证型】

一、辨证分型

按中医辨证,外生殖器或肛门等处出现疣状赘生物,表面秽浊潮湿,触之易出血,恶臭舌红,苔黄腻,脉滑或弦数,是湿毒下注。外生殖器或肛门等处出现疣状赘生物,表面有大量秽浊分泌物,色淡黄,恶臭,瘙痒,疼痛,舌红,苔黄腻,脉滑数,是湿热毒蕴。

二、证型辨识

1. 外生殖器或肛门等处出现疣状赘生物,色灰或褐或淡红,质软,表面秽浊潮湿,触之易出血,恶臭;伴小便黄或不畅;舌红,苔黄腻,脉滑或弦数,常为湿毒下注证。

2. 外生殖器或肛门等处出现疣状赘生物,色淡红,易出血,表面有大量秽浊分泌物,色淡黄,恶臭,瘙痒,疼痛;伴小便色黄量少,口渴欲饮,大便干燥;舌红,苔黄腻,脉滑数,常为湿热毒蕴证。

【辨证要点】

总之,本病内因精气耗散,素有湿热,外因疣毒侵染而成。湿毒瘀结,凝聚肌肤而生赘物疣疮;毒热蕴蒸,湿热下注则糜烂、腐脓。

【处方思路与方法技巧】

一、治疗原则

以清热解毒、燥湿除疣为主要治法。

二、分证论治

1. 内治

(1)湿毒下注证,治宜清热利湿、解毒除疣,方用龙胆泻肝汤加减。

(2)湿热毒蕴证,治宜清热解毒、化浊消疣,方用黄连解毒汤加减。

2. 外治

(1)熏洗法:板蓝根、山豆根、木贼草、香附各 30 g,或白矾、皂矾各 120 g,侧柏叶 250 g,生苡仁 50 g,孩儿茶 15 g。煎水先熏后洗,每天 1～2 次。

(2)点涂法:五妙水仙膏点涂疣体;或鸦胆子仁捣烂涂敷或鸦胆子油点涂患处包扎,3～5 天换药 1 次。

【临证处方变化】

临床治疗中可选择物理疗法将肉眼可见的疣体除去,同时配合中药内服、外洗,以减少尖锐湿疣的复发。

【转归与预后】

临床上去除肉眼可见的外生性疣体并不困难,有效的方法亦较多,目前治疗的最大难题是易复发。

第五章　肛门直肠病证

第一节　痔

痔是人体直肠末端黏膜下肛管及肛门缘皮下静脉丛发生扩大或曲张所形成的柔软静脉团。临床分为内痔、外痔、混合痔。其特点是初起以便血为主要症状,至中晚期则会出现便时痔核脱出,可自行回纳或手托方能回纳。本病发病缓慢,病程可长达数年或数十年。

本病的发生多由饮食不节,过食辛辣,酒色过度,湿热内生,下注大肠所致;或因久泻久痢,久坐、久立、久忍大便、妇女妊娠而引起阴阳不和,关格壅塞,经脉流溢,渗漏肠间,以致冲发为痔;或因外感风、湿、燥热之邪下冲肛门所致;或因内伤七情,热毒蕴积气血壅滞下坠,经络不通,而瘀滞结聚于肛门,以致冲突为痔。

【诊断】

一、诊断要点

1. 便血是内痔最常见的早期症状,颜色鲜红,滴血或射血,严重者可致贫血。

2. 痔核增大后会随排便脱出肛外,早期可自行复位,后期需人工复位,严重可致嵌顿。

3. 发生嵌顿时可出现剧烈疼痛,脱出痔核黏膜的分泌物刺激皮肤可致肛周潮湿、瘙痒。

4. 肛门直肠指诊及肛门镜检查可明确诊断,做纤维结肠镜排除其他结直肠病变。

二、诊断技巧

此病诊断具有两个要点：① 初起以便血为主，无脱出，便血色鲜红，或滴或射；② 中晚期则会出现便时痔核脱出，可自行回纳或需手助回纳，便血量及频率较初期减少。

三、鉴别诊断

1. **直肠息肉** 多见于儿童，脱出息肉一般为单个，头圆而有长蒂，表面光滑，质较痔核稍硬，活动度大，容易出血，但多无射血、滴血现象。

2. **肛乳头肥大** 呈锥形或鼓锤状，灰白色，表面为上皮，一般无便血，常有疼痛或肛门坠胀，过度肥大者便后可脱出肛门外。

3. **脱肛** 直肠黏膜或直肠环状脱出，有螺旋状皱襞，表面光滑，无静脉曲张，一般不出血，脱出后有黏液分泌。

4. **直肠癌** 多见于中老年人，粪便中混有脓血、黏液、腐臭的分泌物，便意频数，里急后重，晚期大便变细。指检常可触及菜花状肿物或凹凸不平的溃疡，质地坚硬，不能推动，触之易出血。

5. **下消化道出血** 溃疡性结肠炎、克隆氏病、直肠血管瘤、憩室病、家族性息肉病等常有不同程度的便血，需做乙状结肠镜、纤维结肠镜检查或 X 线钡剂灌肠造影才能鉴别。

6. **肛裂** 便血，量较少，肛门疼痛剧烈、呈周期性，多伴有便秘，局部检查可见 6 点或 12 点处肛管有梭形裂口。

【证型】

一、辨证分型

按痔的临床表现可分为五个证型：按中医辨证，便血色鲜红，滴血或射血，时作时止，或外痔红肿充血、触痛，或伴口渴喜饮，大便秘结，小便短赤，舌红，苔黄，脉数者，为血热风燥；内痔脱出、黏膜糜烂，或见外痔红肿或有糜烂，坚硬肿痛，伴大便黏滞不爽,肛门坠胀潮湿者为湿热下注;内痔嵌顿,不能回纳,表面暗紫糜烂,或见肛缘水肿,色紫暗,质硬,有压痛,舌红,苔薄,脉弦细数者,为气滞血瘀;内痔出血,量多色淡,内痔易脱出,肛门坠胀较甚,伴神疲乏力,心悸失眠,舌淡,苔薄脉细弱者,为气不摄血;内痔脱出,复位后旋又脱出,肛门松弛,少气懒言,肛门坠胀,面色萎黄无华,舌淡,苔薄,脉细无力者,为气虚下陷。

二、证型辨识

1. 痔病初起,以便血为主要表现,便血色鲜红,手纸带血、滴血或射血,多因饮食不节或劳累后发病,时作时止;外痔发炎,局部水肿充血、疼痛拒按,常为血热风燥证。

2. 病至中期,便血量有所减少,便时内痔痔核脱出,痔核表面糜烂充血,形如草莓;外痔发炎,导致局部红肿或有糜烂,坚硬肿痛,内痔经常脱出可引起肛门坠胀感及潮湿感者,常为湿热下注证。

3. 内痔脱出后未能及时回纳,则会发生嵌顿,表现为内痔一直脱出肛外,因缺血而发生坏死,黏膜暗紫糜烂,伴有内痔血栓形成;外痔部分水肿甚,形如鸽卵,色紫暗,质硬,有压痛,常为气滞血瘀证。

4. 内痔出血日久,或伴有其他慢性消耗性疾病,发生贫血,便血量颜色淡,内痔易脱出,常为气不摄血证。

5. 年老体虚或久病消耗太过,则内痔脱出,复位后稍行走或咳嗽又发生脱出,常伴有肛门松弛及直肠脱垂,常为气虚下陷证。

【辨证要点】

本病是由于痔上下静脉丛发生扩大或曲张所形成的柔软静脉团,时作时止。发病初期以便血为主要表现,继续发展则会出现便时痔核脱出,内痔脱出未及时还纳可形成急性嵌顿,外痔发炎或形成血栓者出现肛周肿痛,或可因脱出痔核的分泌物引起肛周瘙痒及湿疹。临证应在"便血"、"脱出"及"肿痛"这三个典型性表现的基础上分别辨明虚实,方能施治得当。

【处方思路与方法技巧】

一、治疗原则

治疗的重点应放在消除症状上,即"便血"、"脱出"和"肿痛",而非痔核本身。同时兼顾局部与整体的关系,在局部治疗的同时要查清并及时治疗与痔的发生发展有关的全身性疾病,也要治疗由痔引起的继发情况如贫血等。仅有便血者,可予清热凉血祛风剂以凉血止血,有痔核脱出者可对症给予清热利湿、行气活血或补气升陷等方法。如果保守治疗效果不显,可考虑手术治疗。

二、分证论治

1. 内治

(1) 便血

① 血热风燥证,治宜清热凉血、祛风润燥,方用凉血地黄汤、槐角丸加减。便秘者,加大黄、火麻仁;痒甚者,加苦参、防风。

② 气不摄血证,治宜益气摄血、方用归脾汤、四君子汤加减。出血多者,加地榆炭、仙鹤草。

(2) 脱出

① 湿热下注证,治宜清热利湿消肿,方用止痛如神汤、脏连丸加减。出血多者,加地榆炭、仙鹤草;痔外脱、滋水淋漓者,加黄柏、薏苡仁。

② 气虚下陷证,治宜补气升陷,方用补中益气汤加减。面白萎黄、头晕、心悸者,加何首乌、当归、熟地黄。

(3) 肿痛

① 气滞血瘀证,治宜行气活血化瘀,方用红花桃仁汤、血府逐瘀汤加减。痔脱嵌顿,肿痛糜烂甚者,加丹皮、赤芍、乳香、

没药。

2. 外治

(1) 便血:痔核初起,便血量少,手纸染血或点滴而下,可予中药熏洗及痔疮栓塞肛,每日便后一次。出血量多,或呈喷射样,前法治疗无效者可在局麻下行内痔硬化或消痔注射,治疗后每日便后熏洗、换药。

(2) 脱出:便后痔核脱出,可手助还纳者,可先予中药熏洗及痔疮栓塞肛,如效果不显,或脱出内痔需用手推方能回纳,则需在腰腧穴麻醉或局部麻醉下行内痔的乳胶圈套扎或丝线结扎,术后每日便后熏洗换药,环状内痔无明显外痔者可行吻合器痔上黏膜切除吻合术(PPH)。

(3) 肿痛:内痔脱出发生嵌顿,或外痔发炎、血栓形成,局部肿痛剧烈者,可行中药熏洗,并用黄芩膏加通痹消肿散局部外敷,以活血消肿止痛。

【临证处方变化】

1. 内痔初起以便血为主要症状,指诊及肛门镜检查可明确诊断,如出血色暗,则应行纤维结肠镜检查,以排除近端结直肠炎症、息肉及癌症可能。

2. 有痔核脱出者,可先予熏洗及塞药的保守治疗,如无改善,则应行手术治疗,首选非摧毁痔核性手术(如 PPH 术等)。

3. 外痔发炎或内痔嵌顿者,可先予熏洗敷药等消炎消肿,待炎症及水肿消散后再决定是否行手术治疗。

【转归与预后】

痔的主要症状为出血和脱出,很多肛门直肠良恶性疾病也有类似症状,因此临床上应辨证与辨病相结合,避免误诊误治。

1. 便血患者,虽有明确痔患,但仍不能排除同时并发其他结直肠病变的可能,特别是有腹痛、腹泻及黏液血便的病人。

2. 直肠黏膜脱垂与晚期痔脱出常伴发出现,且较为相似,在手术前应让患者取蹲位,模拟排便动作,使脱出无肉眼可见,以帮助鉴别诊断。

第二节　肛隐窝炎

肛隐窝炎是肛窦、肛门瓣发生的急慢性炎症,又称肛窦炎。临床分为急性期肛隐窝炎、慢性期肛隐窝炎。其特点是肛门部不适感和肛门潮湿有分泌物。由于本病临床表现轻重不一,易被医生忽视,急性期如治疗不当或反复发作,可转变为慢性肛隐窝炎,则病程缠绵、经久难愈。本病常并发肛乳头炎、肛乳头肥大,局部炎症如向周围蔓延,可导致肛痈、肛漏、痔及肛裂的发生。全身炎症反应较轻。本病发病缓慢,病程可长达数年或数十年。

本病的发生多因饮食不节,过食醇酒厚味和辛辣刺激性食物而致;或因泄泻和下痢等湿热之邪下注肛门而致。肠燥便秘、虫积骚扰所致的肛门破损染毒亦可导致本病的发生。

【诊断】

一、诊断要点

1. 多见于中老年妇女。

2. 急性期患者肛门内有刺痛、烧灼热、下坠感,排便则痛甚,粪便常带有少量黏液或鲜血。慢性期患者多肛门部坠胀不适隐作,呈持续性,时轻时重,并可向会阴及骶尾部放射,排便时加重。

3. 指诊可触及肛隐窝加深或有硬结,有压痛。肛门镜检查可见肛隐窝充血水肿。

二、诊断技巧

此病诊断具有三个要点:① 肛门部疼痛、坠胀、灼热感;② 指诊可发现肛隐窝发生炎症处有明显压痛、硬结或凹陷,或可触及肿大、压痛的肛乳头；③ 肛门镜检查可发现充血水肿的肛隐窝。

三、鉴别诊断

1. 肛裂　疼痛的时间长，有特殊的疼痛周期和疼痛间歇期。专科检查可见肛管有纵行裂口。

2. 直肠息肉　若并发肛乳头肥大时，则需和直肠息肉鉴别。直肠息肉是在齿线以上的黏膜隆起，色鲜红或紫红，易出血。

【证型】

一、辨证分型

按病程发展常分为两个证型：肛隐窝周围及肛门瓣肿胀，嫩红灼热，触痛敏感，隐窝处溢出分泌物稠厚而黏，味臭，肛乳头充血，肿胀，大便秘结，小便短赤，舌红苔黄，脉弦滑数，为实证；肛隐窝色淡红或白，溢出分泌物稀薄，周身倦怠，疲乏无力，面色苍白，肛乳头肥大，色白，大便稀软，小便清长，舌淡，苔薄白，脉细或濡数，为虚证。

二、证型辨识

1. 急性期　患者以肛门部灼痛感为主要表现，便时加重，往往为过食辛辣厚味或急性腹泻后突然发病，排便时有脓性或血性分泌物流出，可伴有排便不尽或里急后重感，常为实证。

2. 慢性期　患者平时往往表现为肛门部坠胀不适隐作，呈持续性，时轻时重，并可向会阴及骶尾部放射，伴有肛周瘙痒，排便可加重肛门部症状，此多为虚证或虚实夹杂。

【辨证要点】

本病是由细菌感染引起的肛隐窝急慢性炎症，慢性炎症者病情发展较为缓慢，易反复发作，缠绵难愈，严重者可影响患者的精神状态及生活工作能力。基本遵循"急性期、慢性期"两个阶段。急性期以肛门部灼热疼痛，排便不尽或里急后重感为主要表现。如饮食起居不当或治疗不及时,则可转为慢性。辨证也是根据这两个阶段局部的特征性表现进行辨证分型,因此,辨证的要点是明确疾病所处的阶段,再审证求因、审因论治即可。

【处方思路与方法技巧】

一、治疗原则

本病如治疗不当,可致病情由急性转为慢性,迁移难愈。临证按两期论治,急、慢性期治疗均宜内外治相结合,急性期以外治为主,辅以内治,慢性期则相反;若隐窝脓肿形成,则应及时切开排脓,以利引流;如伴发肛乳头肥大或形成肛瘘,则宜行手术切除。但均宜辅助内治。炎症明显可结合使用口服抗生素,达到协同治疗的目的。

二、分证论治

1. 内治

(1)湿热下注证,治宜清热利湿,方用葛根芩连汤、龙胆泻肝汤加减。里急后重者,加枳壳、马齿苋;大便干结者,加大黄、芒硝。

(2)热毒炽盛证,治宜清热解毒,方用黄连解毒汤、五味消毒饮加减。红肿明显者,加生地、丹皮;痛甚者,加芍药、防风。

2. 外治

(1)急性期:每日便后用苦参汤加大黄、虎杖等煎浓汤,先熏后洗,并将痔疮栓纳入肛内。若已形成隐窝脓肿或隐性肛漏者应在局麻下行手术切开,使引流通畅,术后每日换药。

(2)慢性期:治疗仍以熏洗和塞药法为主。患者坠胀不适感向周围放射。或伴有结肠炎症者,可用三黄汤 50~70 ml 保留灌肠,每日 1~2 次。如肛隐窝日久形成炎性硬结,或伴发肛乳头肥大,可予丝线结扎。

【临证处方变化】

1. **急性期肛隐窝炎** 以局限的肛门灼热疼痛为主要表现,

结合指诊和肛门镜检查排除肛痈、肛漏等疾病后可予中药熏洗，栓剂塞肛，并配合中药内服。

2. 慢性期肛隐窝炎　　以肛门坠胀不适为主要表现，治疗原则同急性期肛隐窝炎，有精神症状者应耐心加以疏导，引导其转移注意力。

3. 形成隐窝脓肿或及肛乳头肥大　　需及时手术切除。

【转归与预后】

慢性肛隐窝炎往往发病缓慢，病程可长达数月或数年，且可能引起患者精神障碍，是肛肠科比较棘手的一类慢性炎症，治疗过程中要注意：

① 慢性肛隐窝炎临床表现与女性妇科疾病、男性前列腺疾病以及骶尾骨病变类似，临证应仔细鉴别。

② 如果行肛隐窝结扎疗法或注射疗法，需了解治疗后有肛门症状不仅没有减轻、反而加重的可能。

第三节　　肛痈

肛痈是肛门直肠周围间隙发生急慢性化脓性感染而形成的脓肿，相当于西医的肛门直肠周围脓肿。其特点是发病急骤，肛周疼痛剧烈，伴高热、倦怠等全身症状。自溃或切开排脓后常形成肛漏。

本病多因湿热下注而成，实证者多因饮食不节，过食醇酒、厚味、辛辣之品等引起湿热内生，下注大肠、蕴阻肛门或肌肤损伤，感染毒邪，经络阻塞，气血凝滞，血败肉腐而成。虚证者多因脾、肺、肾三阴亏损，湿热乘虚下注所致。

【诊断】

一、诊断要点

1. 以 20～40 岁青壮年多见，男多于女。

2. 发病急骤，发展迅速，往往伴发热、恶寒、倦怠等全身症状。

3. 脓肿局部红肿热痛，成脓后可扪及局部有波动感。

4. 自行破溃或切开排脓后可能会形成肛漏。

5. 血常规检查，肛门直肠腔内 B 超或核磁共振有助于进一步明确诊断。

二、诊断技巧

此病诊断具有两个要点：① 肛门周围疼痛、肿胀，有结块，伴有不同程度的发热、倦怠等全身状态；② 血常规检查常表现为白细胞及中性粒细胞增高。

三、鉴别诊断

1. 肛周毛囊炎、疖肿　病灶仅在皮肤或皮下，因发病与肛窦无病理性联系，破溃后不会形成肛漏。

2. 骶骨前畸胎瘤继发感染　有时与直肠后部脓肿相似。肛门指诊直肠后有肿块，光滑，无明显压痛，有囊性感。X 线检查可见骶骨与直肠之间的组织增厚和肿物，或见骶前肿物将直肠推向前方，肿物内有散在钙化阴影、骨质、牙齿。

3. 骶髂关节结核性脓肿　病程长，有结核病史，病灶与肛门和直肠无病理联系。X 线检查可见骨质改变。

【证型】

一、辨证分型

按临床表现常分为两个证型：局部红、肿、热、痛，肿胀高突，病情发展迅速，溃脓呈黄色，稠厚而带粪臭味，伴有全身不适，寒热发作，大便秘结，小便短赤，舌苔黄腻，脉弦滑数，为实证。局部红、肿、热、痛不明显，成脓较慢，漫肿无头，溃后脓液淡白稀薄，不臭或微带粪臭味，溃口凹陷，全身倦怠无力，一般不发热或有虚热，舌苔薄腻，脉弦细或濡缓，为虚证。如属肺虚者，可兼见咳嗽、咯血、骨蒸盗汗；如属脾虚者，兼则神倦纳呆,大便溏薄。

二、证型辨识

按病程发展常分为三个证型:

1. 初发期　脓液尚未形成,肛周局部肿块,肿突而硬,焮红疼痛,寒热交作,便秘尿赤,舌红苔黄腻,脉滑数者,为实证;肛门肿势散漫,皮色如常,微痛或不痛者,伴形寒肢冷,神疲乏力,舌淡苔白,脉细无力或形瘦色衰,盗汗,咳嗽有痰,发热不高,舌红苔少,脉细数者,为虚证。

2. 成脓期　肿疡高起,肿势扩大,脓根收紧,按之中软应指,脉证俱实者,为实证;若证见阴寒太盛,苔淡白者,脉细者,为虚证。

3. 溃脓期　脓毒因手术切开或自溃而泻,流出脓液黄稠而厚,创面肉芽鲜活,收口较快,伴全身症状减轻,脉静身凉者,为实证;肿溃脓稀,腐肉难除,创面难收者,为虚证。

【辨证要点】

本病是肛门直肠周围间隙发生急慢性化脓性感染而形成的脓肿,病情发生急骤,发展迅速,基本遵循"初发、成脓、溃破"三个阶段。辨证应根据各阶段临床表现,辨明阴阳虚实。因此,辨证的要点是明确疾病所处的阶段,在此基础上分清阴阳虚实,再对症施治即可。

【处方思路与方法技巧】

一、治疗原则

肛痈初起多因气血凝滞,经络阻隔,壅遏生热,脓液尚未形成,故可予清热解毒、活血消肿,以期使脓肿消散于无形;脓肿一旦形成,则宜切开排脓,并辅以托毒透脓或补托透脓。内口明确者,可行根治性切开或切开挂线术;术后可酌情予补益气血、托补透脓等帮助生肌敛痂。热毒壅盛者,可结合使用抗生素,以控制全身脓毒血症症状。虚证者,应根据具体情况予补养气血,滋补肝肾。

二、分证论治

1. 内治

（1）初发期，实证治宜清热解毒，活血消肿，方用仙方活命饮去甲珠、皂刺。热毒太甚，可重用银花，酌加蒲公英。虚证属阳虚者，宜补阳散寒，温通气血，方用阳和汤；阴虚者宜养阴祛湿，方用滋阴除湿汤。

（2）成脓期，正盛邪实者，治宜托毒透脓，方用透脓散加减。成脓难透或坚肿不软者宜托补透脓，方用托里透脓汤加减。

（3）溃脓期，脓黄稠厚者，治宜补托透脓，方用托里透脓汤加减。脓尽腐除，治宜补益气血，以促进生肌敛口；腐肉难尽者，若脉实有力，治宜透脓散加银花、黄柏，以清热泻火、托毒透脓。

2. 外治

（1）脓肿初起，以消法为主，可用外敷清热解毒、软坚散结类中药，每日1～2次。以促进炎症局限或消散。实证可用金黄膏、黄芩膏外敷，虚证可外敷冲合膏。

（2）成脓期，应及早手术，切开排脓，避免脓毒四处扩散。

（3）溃脓期，应以提脓祛腐，生肌收口为主，脓腐较多可用九一丹或五五丹，脓尽腐脱，创面红活则改用生肌散。

【临证处方变化】

1. **肛痈初期**　尚未成脓，宜用消法使肿块消散于无形，并可配合全身抗感染治疗，用广谱抗生素加抗厌氧菌的抗生素效果最好。

2. **脓液已成**　应及时切开排脓，使脓液引流通畅，切口应呈放射状，长度适宜，不可过长影响愈合或过短引起袋脓。

3. **溃脓期**　此时应着眼于促进祛腐生肌，创面愈合，每日便后熏洗换药，并配合补法补充耗散之正气。

【转归与预后】

肛痈发病急骤，如不及时治疗，则易导致毒邪扩散，或生走

黄之变。肛痈溃后可能形成肛漏,治疗时应注意:

① 肛痈早期,应积极予以治疗,或可变小吸收。如已成脓,不可再妄施消法,以免耗伤正气,致使毒邪流窜。

② 成脓后行手术治疗时,可单纯做引流切口,使脓液排出,待成漏后再做肛漏手术。或积极寻找肛痈的源头——感染的肛门腺及肛隐窝,一起清除干净,可有效避免术后继发漏患。

第四节　肛漏

肛漏是肛管或直肠腔与肛门外皮肤相通的异常管道,相当于西医的肛管直肠瘘(肛瘘)。其特点是以肛周局部反复流脓、疼痛、瘙痒为主要症状,多由肛隐窝感染引起。多是肛痈破溃或切开排脓后,脓腔逐渐缩小所形成的瘘道。本病病程延绵,反复发作,日久可发生恶变。

本病多因肛门直肠周围痈疽溃后,毒泄不清,余毒未尽,留连肉腠,血行不畅而成漏患。

【诊断】

一、诊断要点

1. 以 20～40 岁青壮年多见,男多于女,婴幼儿及老人亦不少见,之前多有肛痈病史。

2. 肛周皮肤可见外口,时有脓性或血性分泌物流出,若外口闭合则致局部疼痛。

3. 指诊可扪及条索状管道通向肛管内,并在齿状线部有因肛隐窝感染形成的硬结或凹陷。

4. 探针检查、亚甲蓝试验、肛门直肠腔内 B 超或核磁共振有助于明确内口及瘘管位置。

二、诊断技巧

此病诊断具有两个要点:① 肛周局部反复流脓、疼痛、瘙痒；② 典型的肛漏由位于肛周皮肤处的外口、位于肛管或直肠部分的内口及连接两者的瘘管共同组成。

三、鉴别诊断

1. 肛门部化脓性汗腺炎　是皮肤及皮下组织的慢性炎症性疾病，常可在肛周皮下形成漏管及外口，流脓，并不断向四周蔓延。检查时可见肛周皮下多处漏管及外口，皮色暗褐而硬，肛管内无内口。

2. 骶前畸胎瘤溃破　骶前畸胎瘤是胚胎发育异常的先天性疾病。多在青壮年时期发病，初期无明显症状，如肿瘤增大压迫直肠，可发生排便困难。若继发感染，可从肛门后溃破，在肛门后尾骨前有外口，但肛门指诊常可触及骶前有囊性肿物感而无内口。手术可见腔内有毛发、牙齿、骨质等。

【证型】

一、辨证分型

按临床表现常分为三个证型：外口呈凸形，脓水稠厚，或伴有口干、发热，便秘，尿赤，苔黄，脉数，为湿热证；外口呈潜行性凹陷，周围皮肤颜色晦暗脓水稀薄，伴有消瘦、潮热、盗汗，多梦，颧红，舌质淡红，脉细数，为阴虚证；溃口肉芽不鲜，脓水不多，形体消瘦，面色无华，气短懒言，唇甲苍白，纳呆，舌淡苔白，脉细弱无力，属气血两虚。

二、证型辨识

1. 肛痈溃后，如果感染的肛隐窝未被切除干净，则会由急性炎症变成慢性炎症，导致肛漏的发生。此类肛漏外口凸起，脓水稠厚带粪臭味，常伴有肛周潮湿瘙痒等症状，如继发急性感染，则局部疼痛流脓，此为湿热证。

2. 临床所见结核性肛漏、糖尿病病人所患肛漏，肛漏外口多呈潜性，漏管条索多不明显，周围皮肤颜色晦暗，流出的脓水稀薄无味。以上两类疾病皆为消耗性疾病，会使病人体内营养物质大量流失,此为阴虚证。

3. 患有恶性肿瘤或免疫系统疾病的病人,如果发生肛漏,局部常表现为术后肉芽不鲜,创面颜色晦暗,腐肉难去,新肉不生,因此很难生肌收口。此类病人病至晚期多表现为恶液质,此属气血两虚证。

【辨证要点】

本病多是因肛隐窝感染导致肛门直肠周围间隙发生慢性炎症性改变,以肛周局部反复流脓、疼痛、瘙痒为主要症状,多呈慢性病程,反复发作。辨证应根据各患者局部及全身表现,辨明虚实。因此,辨证的要点是明确证候虚实,辨证与辨病相结合,再对症施治即可。

【处方思路与方法技巧】

一、治疗原则

肛漏多因不论虚实,多因湿热蕴结、下注肛门直肠而成。内治法对于本病,常限于婴幼儿或体质虚弱不能手术者,以及不愿接受手术者,以控制炎症及肿痛等症状。欲得到临床根治,非手术不能奏效。

二、分证论治

1. 内治

(1)湿热证,治宜清热利湿,方用萆薢渗湿汤加减。痛甚者,加银花、牛膝、紫花地丁、延胡索;脓多者,加红藤、败酱草;痒甚者,加苦参、防风。

(2)阴虚证,治宜养阴清热,方用青蒿鳖甲汤加减。骨蒸潮热者,加银柴胡、胡黄连;盗汗者,加浮小麦、牡蛎。

(3)气血两虚证,治宜益气养血,方用十全大补汤加减。脓水淋漓者,加薏苡仁、扁豆、泽泻。

2. 外治

(1)手术可用具有清热解毒、行气活血、消肿止痛、收敛生肌、祛湿止痒的中药煎汤熏洗肛门,术前使用可改善患者流脓、疼痛、瘙痒等症状。术后使用具有减轻患者痛苦,促进切口引流及愈合的作用。

(2)肛瘘引流不畅,可用提脓化腐药(九一丹等)捻纳入外口引流——可控制炎症,阻止瘘管蔓延。

(3)对不能手术(如婴幼儿或体质较差者)的病人,可用脱管疗法,即用腐蚀药品,腐蚀管道,使之脱落,由组织新生而治愈。但此法没有解决内口感染源的问题,故易复发。

【临证处方变化】

1. 肛漏以局部反复流脓、疼痛、瘙痒为主要症状,可配合使用中药熏洗及药捻提脓化腐,炎症较重者可予口服抗生素以消炎止痛。如反复发作,应及早手术。

2. 对内口已经闭合或内口不明显者可用三品一条枪等行脱管疗法,此法虽不损伤括约肌,可反复使用,但迭治不愈者仍应及早手术。

【转归与预后】

成人肛漏如不行手术治疗,病程可长达数十年而不愈,并有发生癌变可能,是临床上比较棘手的一类慢性炎症,而婴幼儿肛漏往往有自愈倾向。治疗过程中要注意以下几点:

1. 治疗前须明确患者有无结核、血液病、炎症性肠病及免疫缺陷型疾病等系统性疾病,如有前述疾病,应积极治疗,否则单纯着眼于局部病变,临床效果较差。

2. 复杂性肛漏经过多次手术,会引起不同程度的肛门功能障碍,应在保存肛门功能的基础上治愈肛漏,尽量选择保留括约肌术式。

3. 婴幼儿肛门直肠的括约肌系统未发育完全,且所得肛漏常有自愈倾向,临床上对婴幼儿肛漏应采取熏洗法、塞药法、敷药法等外治法,并结合中药内服共奏良效。

4. 如病程达数十年以上,外口呈不规则菜花样,并有坏腐组织流出,应排除肛漏癌变的可能,活组织病检可以确诊。

第五节　肛裂

肛管的皮肤全层纵形裂开并形成感染性溃疡者称为肛裂。中医一般称为"钩肠痔"、"裂痔"。其特点是以疼痛、便血为主要症状。多由长期便秘或腹泻引起,裂口常位于肛管前后正中的肛缘与齿状线间。初起病变局部仅有新鲜的裂口,病至后期由于炎症蔓延常并发溃疡、裂痔、肛乳头肥大等。本病病程较长,反复发作,症状逐渐加重。

本病多因血热肠燥或阴虚津亏,致大便秘结,排便努挣,引起肛管皮肤裂伤,湿毒之邪乘虚侵入皮肤经络,局部气血瘀滞,破溃之处缺乏气血营养,经久不敛而发病。

【诊断】

一、诊断要点

1. 发病年龄以 20～30 岁青壮年多见,男性多于女性。

2. 便时肛门疼痛,症状轻者便后即止,严重者会在便后持续几分钟或几小时。

3. 排便时擦伤裂口会有出血,色鲜红量少,往往浮于粪便表面或手纸带血。

4. 肛门视诊可发现肛管处有梭形裂口,多位于前后正中,发于其他部位者较少见。

5. 病至后期可出现裂口溃疡、裂痔、肛乳头肥大、潜行瘘管(隐瘘)等并发症。

二、诊断技巧

此病诊断具有两个要点:① 便时肛门疼痛及出血;② 肛缘与齿状线间可见梭形裂口,新鲜或呈溃疡样变。

三、鉴别诊断

1. 结核性溃疡　溃疡面可见干酪样坏死物,底不平,色灰,呈卵圆形,疼痛不明显,出血量很少。

2. 肛门皲裂　多由肛门湿疹、肛门瘙痒等继发,裂口为多发,位置不定,一般较表浅,疼痛轻,出血少,不会引起赘皮性外痔和肛乳头肥大等并发症。

3. 梅毒性溃疡　患者多有性病史,溃疡不痛,位于肛门侧面,对触诊不敏感。溃疡呈圆形或梭形,微微突起,较硬,有少量分泌物,双侧腹股沟淋巴结肿大。

【证型】

一、辨证分型

按临床表现常分为三个证型:大便干结,便时肛门疼痛剧烈,滴血或手纸染血,血色鲜红,裂口色红,腹部胀满,溲黄,舌偏红,脉弦数为血热肠燥型;大便不畅,肛门疼痛,便时出血,肛门部潮湿,身倦神怠,口苦,苔黄腻,脉濡数,为湿热下注型。大便干结,数日一行,便时疼痛,点滴下血,裂口深红,口干咽燥,五心烦热,舌红,苔少或无苔,脉细数,为阴虚肠燥。面色少华,唇甲苍白,大便干燥,便时疼痛或出血,伴头昏心悸,体倦乏力,舌质淡,脉细数,为血虚肠燥。

二、证型辨识

1. 肛裂初期,患者大便数日一行,干硬的粪便擦伤薄弱的肛管,刺激齿状线下方敏感的神经,引起内括约肌痉挛,导致肛门疼痛及便血,裂口新鲜无溃疡,此为血热肠燥证。

2. 病变日久,裂口局部因反复刺激而形成溃疡,并时有炎性分泌物流出肛外,刺激周围皮肤形成湿疹,此为湿热下注证。

3. 有全身慢性疾病者,往往伴有习惯性便秘,数日一行,排出困难,易导致肛裂发生,此为血虚肠燥证或阴虚肠燥证。

【辨证要点】

本病是肛管皮肤全层纵形裂开并形成感染性溃疡及周围组

织炎症样改变。虽为局部病变,多因大便秘结所致,因此临床上辨证应着眼于通畅排便。辨证应根据临床表现不同,辨明虚实,再对症施治即可。

【处方思路与方法技巧】

一、治疗原则

肛裂起病多源于燥邪所致的大便秘结,干硬粪便擦伤肛管,反复感染而形成。初起裂口多新鲜,可在中药保持大便软化的基础上,给予熏洗敷药等方法,裂口或可愈合。若炎症刺激日久形成裂口溃疡及肛乳头肥大、哨兵痔等并发症,保守治疗仅能控制病情发展及改善症状,手术治疗为首选方法,同时也需要有药物配合以润肠通便方可奏效。

二、分证论治

1. 内治

(1)血热肠燥证,治宜清热通便、滋阴凉血,方用凉血地黄汤加减。大便干结者加芒硝,痛甚者加防风、延胡索。

(2)湿热下注证,治宜清利湿热,方用止痛如神汤加减。肛周潮湿、裂口糜烂者加黄柏、黄连;痛甚者加芍药、甘草、防风。

(3)阴虚肠燥证:治宜养阴增液、润肠通便,方用增液汤加减。便血量多,色鲜红者加槐花、大蓟、小蓟。

(4)血虚肠燥证:治宜补血养阴、润肠通便,方用润肠汤加减。便血量多,色鲜红者加槐花、大蓟、小蓟。

2. 外治

(1)熏洗法:选用具有清热解毒,燥湿止痒;活血化瘀,消肿止痛,生肌敛口作用的中药煎煮后,便后先熏后洗,可有效缓解内括约肌痉挛,缓解疼痛,促进裂口愈合。

(2)敷药法:新鲜的无并发症的肛裂可用生肌油膏、黄连膏等敷涂于裂口处,以促进创面修复。

【临证处方变化】

1. 肛裂初起,裂口新鲜且无局部并发症者通过调整饮食起居,配合熏洗、敷药及中药清热利湿、滋阴润肠的方法,保持排便通畅,裂口可自行愈合。

2. 如果肛裂反复发作,逐渐加重,裂口形成溃疡,并伴发裂痔、肛乳头肥大、隐瘘等并发症,则非手术不能解决,应尽早手术治疗,解除患者痛苦。

【转归与预后】

肛裂发病多时作时止,逐渐加重,疼痛甚者可严重影响患者的生活工作。治疗过程中要注意以下几点:

1. 治疗时不仅要着眼于裂口本身,也应重视便秘在本病中的重要影响,因此无论选取何种治疗方法,均应根据患者个体差异,因人制宜。

2. 陈旧性肛裂,应积极进行手术治疗,手术时应清除裂口附近所有的并发症状,并在肛门左侧或右侧进行部分内括约肌的切断,以解除肛裂的重要诱因——内括约肌痉挛。

3. 结核、炎症性肠病、梅毒、免疫缺陷性疾病均可表现为肛管或肛周裂口,治疗时应谨慎,不可贸然进行手术治疗,并应积极治疗原发病。

第六节 脱肛

脱肛是指肛管、直肠黏膜、直肠全层和部分乙状结肠向下移位的一种疾病,相当于西医的肛管直肠脱垂。其特点是以直肠黏膜或全层脱出为主要症状,脱出日久会引起肛门肌肉松弛,肛门失禁。本病可分为部分脱垂(直肠黏膜脱垂)及全层脱垂(直肠全层甚至是部分乙状结肠脱垂)。本病病程较长,反复发作,症状逐渐加重。

本病多因气血不足,气虚下陷,不能收摄,以致肛管直肠向外脱出而成。如小儿气血未旺,老年人气血衰退,中气不足,或妇女分娩用力耗气,气血亏损,以及慢性泻痢,习惯性便秘,长期咳嗽,均易致气虚下陷,固摄失司而成此疾。

【诊断】

一、诊断要点

1. 任何年龄均可发病,但多见于小儿、老人、经产妇。

2. 因严重程度不同,脱出物为呈椭圆形、圆锥形甚至圆柱形的直肠黏膜或直肠全层及部分乙状结肠,长度厚度及质地亦不相同。

3. 脱出严重者可发现肛门在静息状态下呈柱状,伴有不同程度的肛门失禁。

4. 偶尔会出现便血及脱出物发生嵌顿。

5. 视诊、指诊及肛门镜检查可明确诊断。

二、诊断技巧

此病诊断具有两个要点:① 便时有直肠黏膜样脱出;② 病变日久,患者肛门多呈松弛状态。

三、鉴别诊断

环状内痔　脱出内痔各痔核间多有明显分界,痔黏膜常充血,色暗红或暗紫,出血较多,色鲜红。

【证型】

一、辨证分型

按临床表现常分为两个证型:按中医辨证,便时肛门肿物脱出,轻重程度不一,色淡红,伴有肛门坠胀,大便带血,神疲乏力,食欲不振,甚则头昏耳鸣,腰膝酸软,舌淡苔薄白,脉细数,是脾虚气陷证。肛门肿物脱出,色紫黯或深红,甚则表面溃破、糜烂,肛门坠痛,肛内指检有灼热感,舌红苔黄腻,脉弦数,是湿热下注证。

二、证型辨识

1. 年老体弱及全身营养不良者,多形体消瘦,支撑和固定直肠的盆底肌肉松弛,盆底组织空虚,失去了对直肠的支持固定,造成直肠脱垂。脱出黏膜组织颜色淡红,黏膜破损后会有少量出血,常为脾虚气陷。

2. 重度内痔脱出患者,中枢神经性疾病患者,亦会并发直肠脱垂,脱出肛外时间过久,形成黏膜缺血感染,局部糜烂,肿胀疼痛,则为湿热下注证。

【辨证要点】

本病是直肠肛管甚至部分乙状结肠移位外脱的一种疾病。虽为局部病变,却不能忽视全身状况在发病中的重要影响。辨证应根据整体的临床表现,辨明虚实,再对症施治即可。

【处方思路与方法技巧】

一、治疗原则

小儿脱肛多有自愈倾向,应予中药补气升提及注射疗法。成人为直肠黏膜脱垂者,可行注射疗法。如为全层脱垂,则注射疗法效果欠佳。因中枢神经损伤所致脱肛,可用针灸及生物反馈治疗。

二、分证论治

1. 内治

(1)脾虚气陷证,治宜补气升提、收敛固摄,方用补中益气汤加减。脱垂重者,重用升麻、柴胡、党参;腰酸耳鸣者,加用山萸肉、覆盆子。

(2)湿热下注证,治宜清利湿热,方用萆薢渗湿汤加减。出血多者,加地榆、槐花、侧柏炭。

2. 外治

(1)用中药收敛固涩之剂,如石榴皮、五倍子、乌梅、枳壳等煎汤熏洗,可改善脱垂症状。

(2)注射疗法主要适用于直肠黏膜脱垂的患者,将硬化剂注入直肠黏膜下,使之发生无菌性炎症将脱垂的黏膜层与肌层固定粘连。

【临证处方变化】

1. 直肠黏膜脱垂需与重度内痔脱出相鉴别,临证常用熏洗敷药改善症状,直肠黏膜下注射硬化剂可使脱垂之黏膜复位固定,同时配合中药以巩固疗效。

2. 直肠全层脱垂可用熏洗敷药改善症状,但注射疗法对此类脱肛效果不佳,容易复发,应根据情况选择一些经腹或经会阴手术,如盆底成形或加强术、直肠悬吊和固定术、肠管或肠系膜缩短术。

3. 因中枢神经损伤引起的脱肛,往往程度较重,应以恢复神经功能,加强盆底锻炼为主要治疗手段,可选用针灸及盆底生物反馈治疗。

【转归与预后】

成人脱肛往往较为顽固,临床治疗效果多不甚理想,治疗过程中要注意以下几点:

1. 脱肛病人多伴有括约肌功能障碍,行手术治疗前应仔细评估患者肛门功能,如有明显减弱,应在手术中加以修补,否则术后疗效不佳。

2. 行注射疗法应注意严格遵照无菌原则,以免将细菌带入肛门直肠周围间隙内,造成医源性感染。

3. 婴幼儿肛门直肠的括约肌系统及骶尾骨未发育完全,易发生脱肛,但随着身体发育,常有自愈倾向,临床上对婴幼儿脱肛应采取熏洗法、敷药法并结合中药内服,共奏良效。

第六章　泌尿男性病证

第一节　子痈

子痈是睾丸、附睾化脓性疾病。本病多由外感湿热、饮食不调、外伤染毒、情志不畅等所致;病位在肝肾经,病理特点为湿热下注,肝气郁滞、络脉失和;病理性质以实为主。辨证当分清急性慢性、有脓无脓等。治疗在分清急性、慢性的基础上,急性以清热利湿为主,慢性以疏肝理气为基本治则。相当于现代医学的急慢性睾丸、附睾炎。

【诊断】

一、诊断要点

1. 急性期

(1) 阴囊肿痛,沉坠感,并向腹股沟及下腹部放射。

(2) 全身不适,发热,附睾或睾丸触摸时痛觉敏锐。

(3) 血白细胞计数增多。

2. 慢性期

(1) 阴囊坠痛不适。

(2) 附睾肿大,质硬,有硬结及压痛。

二、诊断技巧

此病诊断具有三个要点:① 急性者出现睾丸肿胀疼痛,可波及阴囊,阴囊红肿热痛;② 慢性者多由急性发展而来,主要表现为附睾的硬结,触压痛,而阴囊无肿胀;③ 急性者全身热毒症状明显,而慢性者全身多无特殊表现。

三、鉴别诊断

1. 囊痈　是发于睾丸以外的阴囊部位的急性化脓性疾病。其特点是阴囊红肿疼痛，寒热交作，继则皮紧光亮，形如瓠状，痛剧。相当于西医的阴囊脓肿、阴囊蜂窝织炎。

2. 子痰　附睾有痛性肿块，但自觉疼痛轻微，仅有触摸时感觉隐痛。同时，子痰一般为慢性病程，常有结核病史，易出现局灶性冷性脓肿，溃破，窦道形成，病灶与阴囊壁层粘连，输精管增粗，或形成串珠状结节。

3. 睾丸扭转　睾丸扭转所引起的阴囊内剧烈疼痛，并放射至腹股沟或下腹部，局部压痛，与急性子痈很类似，但睾丸扭转的发病过程更为急骤，常有剧烈运动或阴囊损伤的诱因，疼痛呈绞窄状，无发热。托起阴囊可使疼痛加剧（子痈则减轻）。阴囊触诊检查发现睾丸上移或呈横位，可扪及精索呈麻绳状扭曲。

【证型】

一、辨证分型

按表现不同分为两个证型：阴囊局部特征以红肿热痛为主，可伴有发热、恶寒，疼痛向腹股沟放射；舌红苔黄腻，脉滑数，是湿热下注。阴囊局部坠胀疼痛，可伴有少腹不适；舌苔薄白或黄腻，脉弦滑，是肝气郁结。

二、证型辨识

1. 急性者以睾丸附睾的急性感染为主，炎症可波及阴囊，出现阴囊皮肤的红热，并见到全身热毒表现。因病变发生于会阴，属下部，故多辨为肝经湿热下注。湿热蕴结，久则腐肉化脓，但较少见。

2. 慢性者可由急性发展而来，诸症消退，仅在附睾部位遗留硬结，触之硬并有疼痛感，阴囊皮肤无特殊表现，全身并无不适。从局部来看主要表现为气滞经络不通，故辨为肝气郁结。

【辨证要点】

子痈相当于西医的急慢性睾丸炎、附睾炎。其临床特点是：

睾丸或附睾肿胀疼痛。其中,急性子痈发病急,睾丸或附睾红肿热痛,伴全身热证表现,应与睾丸扭转相鉴别;慢性子痈仅表现为睾丸或附睾硬结,微痛或微胀,轻度触痛,应与子痰相鉴别。急性者抓住红肿热痛的急性感染病症的主要特点,病位在肝经、人体下部,故多肝经湿热。而慢性以局部硬结为最主要表现,故多为肝气郁结。

【处方思路与方法技巧】

一、治疗原则

急性子痈以清热利湿、解毒消肿为主,可配合抗生素治疗,慢性者疏肝理气、化痰散结,以中医药治疗为主。

二、分证论治

1. 内治

(1)湿热下注,治宜清热利湿,方用枸橘汤加减。若热重,小便短赤,加龙胆草、黄柏、茵陈、山栀;去秦艽、防风。

(2)肝气郁结,治宜疏肝理气;方用橘核丸加减。硬结难消,加三棱、莪术、炮穿山甲;阴囊内积水,加赤苓、泽泻。

2. 外治

(1)急性子痈:未成脓者,可用金黄散或玉露散水调匀,冷敷。病灶有波动感,穿刺有脓者,应及时切开排脓引流。脓稠、腐肉较多时,可选用九一丹或八二丹药线引流;脓液已净而溃口未愈时,外用生肌白玉膏。

(2)慢性子痈:葱归溻肿汤坐浴,或冲和膏温敷。温热药液的局部应用,如时间较长,对睾丸曲细精管的生精功能有一定影响,因此未生育患者不宜采用。肿块日久,治疗无效,尤其是诊断不明者,应考虑手术治疗。

【临证处方变化】

子痈病位在下,当从湿热论治,重在消散,这是本病治疗关键;待至成脓,虽于生命无虞,但多致睾丸不救,变生萎缩,于生殖力有碍,在未婚男性尤宜注意。中医药以清利肝经湿热为主,方用橘核汤或龙胆泻肝汤,疼痛较甚者,可加延胡索、金铃子。

慢性者多由急性子痈迁延而成,且病位不在真正的睾丸,而在附睾,局部扪之有硬节,多由痰、热、瘀互结所致,故治重在化痰散结。可发挥中医药在此处的特长,内服舒肝散结、化痰消肿之汤药,并以中药汤剂坐浴,多可获良效。

【预后与转归】

1. 急性子痈可表现出急性感染的典型表现,并且较早出现全身热毒火毒的证候,化脓者可引起睾丸萎缩等,故当重视。

2. 慢性子痈临床证候不明显,可导致附睾硬结,多较难消。

3. 谨防睾丸外伤,少食辛辣之品,急性者禁绝房事。

第二节 囊痈

囊痈是阴囊的急性化脓性疾病。本病多由坐卧湿地、外感湿毒、饮食不调、脾失健运等所致;病位在肝肾经,病理特点为湿热下注;病理性质以实为主。辨证当分清有脓无脓、鉴别诊断等。治疗以清热利湿为基本治则。相当于现代医学的阴囊蜂窝织炎。

【诊断】

一、诊断要点

1. 初起一侧或两侧阴囊皮肤微红而肿,疼痛轻微。

2. 继之阴囊肿硬(睾丸不肿大)、焮红、灼热、疼痛,皮肤紧张光亮。

3. 约 7 天后酿脓破溃,流出黄稠脓液。

4. 患侧腹股沟淋巴结肿大压痛。

5. 全身可有恶寒、发热、口干、小便短赤、白细胞计数增多。

二、诊断技巧

此病诊断具有三个要点:① 此病多发生于老年男性,卫生条件较差者，或慢性病久卧者；② 阴囊红肿热痛，甚则坏疽为主要表现，而睾丸一般不肿大；③ 可予 B 超检查，以排除合并睾丸炎的可能。

三、鉴别诊断

1. 子痈　睾丸或附睾肿硬，疼痛剧烈，早期阴囊肿胀不明显，当病变穿破睾丸白膜后炎症才向阴囊扩散。囊痈初期即出现阴囊红肿灼热，炎症一般不波及睾丸。

2. 脱囊　多有阴囊皮肤外伤史。阴囊由红肿而迅速紫黑腐烂，甚至睾丸暴露，病程进展快，易发生内陷，病情危重，是一种发于阴囊的特发性坏疽性疾病，临床少见。

3. 水疝　阴囊肿大，但肤色不红，肤温不热，柔软，有囊性感，透光试验阳性。水疝较大时有坠胀感，但疼痛不明显，无全身恶寒发热证候。

【证型】

一、辨证分型

多辨为湿热下注证，表现为阴囊红肿焮热，坠胀疼痛，拒按，腹股沟臖核肿痛。酿脓时局部胀痛、跳痛，阴囊有局灶隆起，指压有波动感；可伴有全身发热，口干喜冷饮，小便赤热；舌红绛，苔黄腻或黄燥，脉弦数或紧数。

二、证型辨识

本病病因以湿热下注肾囊为主，根据病程可分初起、酿脓、溃后三个阶段。初起一侧或两侧阴囊红肿热痛，恶寒发热，头身疼痛，口干口苦，小便短赤，舌红苔黄腻，脉弦数；成脓期阴囊肿胀如拳头，焮红光亮，痛如鸡啄，按之应指，发热口干，便秘尿黄，舌红苔黄腻，脉弦数；溃后，热退痛定，伴口干，盗汗，倦怠，腰膝酸软，舌红，苔少或根腻，脉细数。

【辨证要点】

囊痈相当于西医的阴囊脓肿、阴囊蜂窝织炎。主要特点为：

阴囊红肿热痛,甚则皮紧光亮,形如瓢状。主要病机为外感湿毒,湿热下注。应与子痈、脱囊、水疝相鉴别。

【处方思路与方法技巧】

一、治疗原则

多以清热利湿为主,早期宜配合抗生素治疗。

二、分证论治

1. 内治　治宜清热利湿,方用龙胆泻肝汤加减。若热重,小便短赤,加龙胆草、黄柏、茵陈、山栀;去秦艽、防风;大便干结,加大黄。

2. 外治

(1)未成脓者,用玉露散、金黄散或双柏散冰水调糊冷敷。

(2)若红肿范围较大者,用三黄汤(大黄、黄柏、黄芩)煎汤作冷湿敷,频换敷料,保持冷湿,有利于消炎退肿止痛。

(3)已成脓者,及时切开排脓引流,切口选择以最接近脓肿灶,并有利于引流为原则。宜握刀直切,注意避免损伤鞘膜与睾丸,引流一般以乳胶片或半边胶管为常用。

【临证处方变化】

本病以阴囊红肿热痛为主症,临证首先要与急性睾丸炎、急性坏疽性阴囊炎鉴别。一旦明确诊断,应立即着手治疗。本病病因以湿热下注肾囊为主,根据病程分初起、酿脓、溃后三个阶段。因此初起治疗以清热利湿解毒为主。常用方为龙胆泻肝汤加减。

如意金黄膏外敷是治疗本病的主要手段之一,酿脓破溃,则宜保护睾丸。

【预后与转归】

囊痈严重者可并发脱囊、内陷或其他部位的脓肿。

第三节　子痰

　　子痰是发生于附睾的痨性疾病。本病多由肝肾不足,脉络空虚,感染痨虫等所致;病位在肝肾经,病理特点为肝肾不足、痰湿寒凝;病理性质为本虚标实。辨证当分清虚实缓急等。治疗以滋阴清热、化痰软坚为基本治则。相当于现代医学的附睾结核。

【诊断】

一、诊断要点

　　1. 多见于青壮年,常与泌尿系结核同时存在或伴有其他器官结核病灶。

　　2. 多数为慢性病程。常在附睾尾部有较大的结节,质硬,表面不平,压痛不明显。常有五心烦热,午后潮热,盗汗,倦怠,腰酸,食少,或见肢冷畏寒,面色㿠白等全身症状。

　　3. 重者可累及全附睾,并可侵及睾丸,以致形成寒性脓肿,溃破后脓液清稀,或带豆腐渣样絮状物,腥味较浓,遗有长期不愈的窦道。

　　4. 输精管可有多数结节,呈串珠状。前列腺和精囊可触及结节。

　　5. 少数有急性发作史,附睾、睾丸肿痛明显,可伴有发热。难与非特异性的附睾、睾丸炎鉴别。

二、诊断技巧

　　此病诊断具有四个要点:① 此病好发于中青年,以 20~40 岁居多;② 附睾尾部有不规则的局限性结节,质硬,触痛明显,结节常与阴囊皮肤粘连,化脓溃破后排出脓液为清稀,或带豆腐渣样絮状物;③ 常有五心烦热,午后潮热等阴虚火旺现象;④ 尿常规检查可有红、白细胞及脓细胞,红细胞沉降率多增高,脓液涂片可找到结核杆菌,脓液培养有结核杆菌生长。

三、鉴别诊断

1. 慢性子痈　可有急性发作史,附睾肿块压痛明显,一般与阴囊皮肤无粘连,输精管无串珠样改变。

2. 精液囊肿　多发于附睾头部,形圆光滑,透光试验阳性,穿刺有乳白色液体,镜检有死精子。

【证型】

一、辨证分型

根据不同表现,可分为三型:附睾处的硬结,坠胀不适,全身症状不明显;苔薄,脉滑,是痰湿寒凝;脓液已成,附睾处的硬结肿大与周围粘连,阴囊有红肿疼痛,伴有低热、盗汗体倦乏力;舌红、少苔,脉细数,是肝肾阴虚。溃后脓汁稀薄如痰夹有败絮状物,疮口凹陷,皮色紫暗,久不封口,终成瘘管,全身仍有阴虚内热之象,亦可出现阴阳两虚症状,是气血不足。

二、证型辨识

本病以病程发展的前、中、后期不同表现分为三个证型。初期,以寒凝痰结、脉络不通为主要表现,而全身一般无特殊表现。中期,寒化为热,热盛肉腐成脓,脓液清稀为典型的阴证疮疡特点,夹有败絮状物为结核杆菌感染常见病理现象。后期,由于病程长,且局部易发瘘管等,引起全身虚耗,故出现气血不足之表现。

【辨证要点】

子痰相当于西医的附睾结核。其特点为:患病的附睾有慢性肿块,最后化脓破溃,溃破后脓液稀薄如痰,并夹有败絮样物质,易成窦道,经久不愈。主要病机为肝肾亏损,脉络空虚,浊痰凝结。辨证上主要应抓住阴证疮疡的特点,结合全身和局部表现,进行审证求因。

【处方思路与方法技巧】

一、治疗原则

辨证论治的同时,应用西药抗痨治疗 6 个月以上。

二、分证论治

1. 内治

(1) 痰湿寒凝者,治宜化痰软坚;方用阳和汤加减。如有热,去熟地、炮姜炭、麻黄、肉桂,加茯苓、元参、大贝;结节久不消除,去甘草,加荔枝核、陈皮、昆布、海藻。

(2) 肝肾阴虚者,治宜滋阴清热;方用滋阴除湿汤合透脓散加减。伴有硬结,加处海藻、昆布、荔枝核。

(3) 气血不足者,治宜益气化瘀;方用八珍汤合托里透脓汤加减。阴虚内热,加地骨皮、银柴胡。

2. 外治

(1) 未成脓者,消肿散结,外敷冲和膏,每天 1～2 次;或用葱归溻肿汤坐浴。

(2) 已成脓者,切开引流,切开初期选用提毒化腐药制成药线或引流条局部应用,脓毒腐肉排净后再选用生肌药收口。

(3) 慢性窦道形成者,选用化腐药物制成药线或药条,置入窦道,腐蚀窦道壁,达到腐去新生、促进愈合的目的。

【临证处方变化】

本病以肾子肿大酸胀隐痛为主症,临床遇到这类疾病,首先应明确诊断,特别注意与慢性附睾炎及睾丸癌鉴别。只有诊断明确,才能制定出正确的治疗方案,并且做全身系统检查,发现其他结核病灶。

子痰的治疗宜中西医结合,一旦明确诊断,宜配合西药抗结核治疗。抗结核治疗要联合用药,保证疗程。

【预后与转归】

子痰可致附睾与阴囊粘连形成寒性脓肿,破溃后形成窦道,经久不愈。

个别患者起病急骤,高烧,阴囊肿胀,类似急性炎症,炎症消退后,留下附睾硬结或破溃流脓。

输精管串珠样结节可导致不育。

第四节　慢性前列腺炎

慢性前列腺炎是男科的一个常见病、多发病,临床以排尿改变(如尿频、尿急、尿痛、尿后滴白),下腹、后腰及会阴部疼痛,精神神经症状及性功能减退等四方面症状为主。本病多由湿热下注,气滞血瘀,肾虚不足等所致;病位多在肾,病理特点为肾虚为本,湿热为标,瘀滞为标;病理性质可虚可实。辨证当分清虚实寒热等。治疗以为清热利湿、补肾泄浊基本治则。本病即为现代医学病名,属于中医"精浊"范畴。

【诊断】

一、诊断要点

1. 可有尿次稍多,排尿时尿道内有烧灼感及尿不尽感。

2. 可有骶部、会阴、下腹部、腹股沟区、尿道或睾丸不适或胀痛。

3. 尿道外口可有黏性分泌物,多在尿末或便后,量多少不等。

4. 可有性功能紊乱,如性欲减退、早泄、遗精等。

5. 前列腺指诊可正常,亦可表面不平,硬度不均匀,可有局部压痛。长期慢性炎症可使前列腺体积缩小,质硬。

6. 前列腺镜检:白细胞或脓细胞每高倍视野超过 10 个,卵磷脂小体减少。

二、诊断技巧

此病诊断具有两个要点:① 会阴、小腹胀痛,排尿不适,尿道灼热为主要表现;② 发病缓慢,病情顽固,反复发作,常引起性功能改变及精神症状。

三、鉴别诊断

1. **慢性子痈(附睾炎)** 阴囊、腹股沟部隐痛不适,类似慢性前列腺炎。但慢性子痈(附睾炎)附睾部可扪及增粗触痛的结节。

2. **精癃** 仅在老年人群中发病,尿频且伴排尿困难,残留尿增多。

3. **血精(精囊炎)** 精囊炎和慢性前列腺炎同时发生。除有类似前列腺炎症状外,还有血精及射精疼痛的特点。

【证型】

一、辨证分型

按病程发展的不同阶段,常分为三个证型:按中医辨证,尿急、尿赤、尿痛、刺痒不适,尿末或便后有白浊滴出,伴有阴囊、睾丸或小腹处胀痛不适;舌苔黄腻,脉濡数,是湿热下注。尿频、排尿不适,小腹、会阴或睾丸处胀痛不适;舌暗或有紫点紫斑,脉涩是气滞血瘀。尿频,阳事不兴、或有早泄,劳则有白浊溢出,伴头晕、精神萎靡,腰膝酸冷;舌淡苔白,脉弱,是肾阳不足。尿末滴白,大便时亦时有白浊滴出,伴腰膝酸软,失眠健忘,可有五心烦热、午后低热;舌红苔黄,脉细数,是阴虚火旺。

二、证型辨识

1. 若见尿频,尿急,尿痛,有灼热感为湿热蕴结下焦,膀胱气化失司;湿热侵入精室,迫精外出,故见排尿或大便时尿道有白浊溢出;湿热蕴结,气机失调,经络不畅,故见会阴、腰骶、睾丸、少腹坠胀疼痛;苔黄腻、脉滑数,为湿热蕴结之象。

2. 湿热壅滞日久,瘀血败精阻于精室,气血瘀滞,不通则痛,故见少腹、会阴、睾丸坠胀不适,甚或疼痛;瘀阻络塞,血溢脉外,或瘀久化热,络伤血出,故见血尿或血精;舌紫或有瘀点、脉沉涩,为血瘀之象。

3. 阴虚火旺,虚火扰及精室,迫精或血外出,故见排尿或大便时尿道有白浊滴出,遗精或血精,阳事易兴;腰为肾之府,肾虚腰失所养,故有腰膝酸软;肾阴不足,不能生髓上盈脑海,故见头昏眼花;心肾不交,故见失眠多梦;舌红少苔、脉细数,为阴虚火旺之象。

4. 肾阳虚损,命门火衰,阳事不振,故见阳痿;精关不固,故见早泄,甚或稍劳后即尿道口有白浊溢出;肾虚气亏,脑失所养,故伴头昏神疲;腰失所养,故见腰膝酸软;阳虚失去温煦,故形寒肢冷;舌淡胖、苔白、脉沉细,为肾阳虚损之象。

【辨证要点】

慢性前列腺炎的发病特点为尿频,尿急,尿痛,尿道口常有精液溢出,伴会阴、腰骶部、耻骨上区等隐痛不适。主要病机为湿热壅滞、气血瘀滞、阴虚火旺或肾阳虚损,本虚标实。发作病程较短,多以湿热、瘀血等标实证为主,而发病日久,发生阳痿、早泄、失眠多梦,多已心肾不交,则以肾阴虚为主;若见腰膝酸软、形寒肢冷等不适,为阴损及阳,或阴阳两虚证候。本病临床变化较多,本虚与标实常兼夹致病,证候错综复杂。辨证要抓住主要矛盾,在一个病人发病的不同时间,证候也可以变化,有时以湿热为主,有时以瘀血为主,而有时以肾虚为主。

【处方思路与方法技巧】

一、治疗原则

主张综合治疗,注意调护。临床以辨证论治为主,抓住肾虚(本)、湿热(标)、瘀滞(变)三个基本病理环节,分清主次,权衡用药。

二、分证论治

1. 内治

(1)湿热下注证,治宜清热利湿;方用八正散加减。若遗精,加苦参;前列腺液有脓细胞者,加白花蛇舌草、红藤。

（2）气滞血瘀证,治宜行气活血;方用少腹逐瘀汤加减。若小便涩痛、灼热,加萹蓄、瞿麦;血精,加茜草、黄柏;前列腺硬甚,加三棱、莪术。

（3）肾阳不足证,治宜补肾壮阳;方用右归饮加减。若遗精,加鸡内金、水蛭、刺猬皮;阳痿,加白蒺藜、蜈蚣;血精,加茜草。

（4）阴虚火旺证,治宜滋阴降火法;方用知柏地黄丸加减。若前列腺液中有红细胞或血精,加茅根、小蓟;睾丸痛,加荔枝核、柴胡。

2. 外治

（1）湿热蕴结或气滞血瘀证用金黄散 15～30 g,山芋粉或藕粉适量,水 200 ml,调煮成薄糊状,微冷后(43 ℃)保留灌肠,每天 1 次。或用葱归溻肿汤坐浴,每次 20 分钟,每天 2～3 次。

（2）对其他证型的前列腺炎,用四物汤合大承气汤煎汤坐浴或保留灌肠,每天 1～2 次。

（3）慢性前列腺炎、会阴、少腹胀痛明显者,可进行前列腺按摩,每周 1 次。

【临证处方变化】

1. 慢性前列腺炎临床治疗以辨证论治为主,中成药应用也较多,目前应用于临床的中成药有前列康、前列通、前列回春胶囊、前列舒通等,且均有一定效果。

2. 辨证治疗基于其病理改变为湿热、血瘀、肾虚,且以前两者为主,故总的治则是以祛邪为主,或攻补兼施。欲清热利湿,常用败酱草、苦参、虎杖、白头翁、车前子、半边莲、黄柏、蒲公英、白花蛇舌草等;欲活血化瘀,常用丹参、赤芍、王不留行、乳香、没药、当归、川芎、泽兰等;欲补肾,常用龟板、旱莲草、女贞子、仙茅、菟丝子、仙灵脾等。但不论何证,均有精道瘀阻的病理,故不管用何法治疗,都必须加入活血之品,以改善腺体的瘢痕纤维化、充血水肿,增加腺体分泌,排除和吸收炎性产物,不能因见阳痿、早泄等症,即妄施温补。

3. 在外治方面,尚可用前列腺按摩,每周 1 次。理疗、局部超短波透热,或局部有效抗生素离子透入治疗等。

4. 慢性前列腺炎临床证情复杂,要取得好的效果,唯综合治疗,包括内、外治结合,中西医结合,药治与物理治疗相结合等。可设计多种治疗方案,如用成药三金片、知柏地黄丸、三七片同时口服,结合微波治疗,或定期前列腺按摩,确有疗效。

【预后与转归】

慢性前列腺炎属临床常见病,治疗比较棘手,早期治疗、综合治疗预后较好,病久诸证兼夹则多难治。治疗过程中要注意以下几点:

1. 急性前列腺炎禁忌前列腺按摩,以免炎症扩散。

2. 急性期忌房事,慢性者应建立合理的性生活,避免频繁的性冲动,戒除手淫恶习。

3. 禁酒,忌过食肥甘及辛辣食物,辛辣饮食或饮酒太过容易引起慢性前列腺炎急性发作。

4. 慢性病患者应调节情志,积极有规律地治疗,保持乐观情绪,树立起战胜疾病的信心。若情志不畅,常影响药物治疗。

5. 生活规律,劳逸结合,不要久坐或骑车时间过长。工作性质需久坐者,如出租车司机,容易发生前列腺炎。

第五节　前列腺增生症

前列腺增生是老年男性的一个常见病、多发病。临床以尿频、夜尿增多、排尿困难症状为主,严重时可发生尿潴留、尿失禁。本病多由年老体虚,气滞血瘀,湿热内结等所致;病位多在脾肾经,病理特点为肾虚为本,湿热为标;病理性质本虚标实。

辨证当分清虚实寒热等。治疗以为温肾益气、活血利尿基本治则。本病即为现代医学病名,属于中医"精癃"范畴。

【诊断】

一、诊断要点

1. 多见于 50 岁以上老年患者。

2. 夜尿次数增加,尿频,进行性排尿困难,甚至尿潴留和充盈性尿失禁。如合并感染、结石时,可有尿痛和血尿。晚期可出现肾功能减退及尿毒症。排尿困难,可有痔、疝等并发症。

3. 肛门指诊前列腺两侧叶增生者,中央沟变浅、消失或隆起,质地中等、均匀、光滑。中叶增生者,前列腺肿大不明显。

4. 膀胱镜检查可见前列腺中叶或侧叶突向膀胱内。膀胱壁可见有小梁或憩室。

5. B超或导尿法测定膀胱残余尿量增多,常大于 60 ml。

6. B超、CT 检查可见前列腺增大及腺叶突向膀胱内。

二、诊断技巧

此病诊断具有两个要点:① 中老年男性,出现夜尿频多,则应考虑此病;② 症状进行性加重,平时以小便滴沥不尽"癃"为主,而由于劳累、饮酒急性发作时则以点滴不出的"闭"为主。

三、鉴别诊断

1. 前列腺癌 前列腺癌有早期发生骨骼与肺转移的特点。发病多在前列腺后叶,早期尿路梗阻症不明显。当病灶侵犯前列腺侧叶时,直肠指检可触及硬结或坚硬肿块,表面不光滑,两侧不对称,界限不清,甚至与骨盆固定。盆腔部 CT 或前列腺穿刺活体组织检查,可确定诊断。

2. 神经源性膀胱功能障碍 部分脑血管疾病、糖尿病、帕金森病患者,可以发生尿失禁,且多发生于老年人,需注意与前列腺增生鉴别。前几种内科疾病除有本身疾病的特点外,还有肛门括约肌松弛、阴茎海绵体反射消失等,区别于前列腺增生。

此外,尿流动力学检查、膀胱镜检查对鉴别诊断也有意义。

【证型】

一、辨证分型

按病程发展的不同阶段以及急性或慢性发作,常分为五个证型:

按中医辨证,排尿欠爽,夜尿增多,尿线变细、分叉,甚则中断,前列腺增生,质地柔软,中央沟变浅;舌淡苔薄腻,脉滑数,是痰瘀痹阻。小便欠爽,排尿费力,夜尿频数,解时等待,甚或解时中断,小腹坠胀不适感,腰骶酸楚;舌淡苔薄白,脉沉细,是肾气不济。小便不畅,排尿费力,夜尿明显增多,终末余沥不尽,小腹及肛门坠胀不适,大便次数增加,需努责方行,便后肛坠尤甚,肛门松弛;舌淡边有齿印、苔薄,脉缓,是脾气虚弱。小便次频、量少,排尿不爽,尿色深黄,会阴部或尿道有不适感,口干欲饮,饮不解渴,大便秘结;舌红苔薄少,脉细数,是阴虚火旺。排尿不爽,尿频急、量少,偶或疼痛,尿色深黄,尿道有灼热感,口干苦,大便秘结;舌红苔薄黄微腻,脉滑数,是膀胱湿热。

二、证型辨识

1. 前列腺增生的主要表现是小便点滴而下,或点滴全无,起病可突然发作,或逐渐形成,少腹胀或不胀,但尿道无疼痛感觉。病情严重时还可以见到头晕、头痛、恶心、呕吐、胸闷、喘促、水肿,甚至神昏等症。突然发作,溺闭不通,属闭证;而点滴而下,滴沥不尽,属癃证。

2. 大体可分为虚证、实证。虚实证的辨别依据为:实证多发病急骤,小腹胀痛或疼痛,小便短赤灼热,苔黄腻或薄黄,脉弦涩或数;虚证多发病缓慢,面色少华或㿠白,小便排出无力,精神疲乏,气短、语声低细,舌质淡,脉沉细弱。

【辨证要点】

1. "膀胱者,州都之官,津液藏焉,气化则能出矣",又"三焦者,决渎之官,水道出焉";"膀胱不利为癃,不约为遗溺";"三焦不利,实则闭癃,虚则遗溺"。这些阐明了本病的病位是在膀胱和三焦的气化不利,可导致本病的发生。

2. 癃闭的辨证要判别病之虚实。实证当辨湿热、浊瘀、肺热、肝郁之偏胜;虚证当辨脾、肾虚衰之不同,阴阳亏虚之差别。其次要了解病情之缓急,病势之轻重。水蓄膀胱,小便闭塞不通为急病;小便量少,但点滴能出,无水蓄膀胱者为缓证。由"癃"转"闭"为病势加重,由"闭"转"癃"为病势减轻。

3. 辨主因　尿热赤短涩,舌红苔黄,脉数者属热;口渴欲饮,咽干,气促者,多为热壅于肺;口渴不欲饮,小腹胀满者,多为热积膀胱;时欲小便而不得出,神疲乏力者,多属虚;年老排尿无力,腰膝酸冷者,为肾虚命门火衰;小便不利兼有小腹坠胀,肛门下坠者,为脾虚中气不足;尿线变细或排尿中断,腰腹疼痛,舌质紫暗者,属尿道阻塞。

【处方思路与方法技巧】

一、治疗原则

前列腺增生证的中医治疗应根据"腑以通为用"的原则,着重于通,但通之法又有虚实的不同。实证治宜清湿热、散瘀结、利气机而通水道。虚证治宜补脾肾、助气化而达到气化得行、小便自通的目的。同时根据病因,审因论治,根据病变在肺、在脾、在肾的不同,进行辨证施治,不可滥用通利小便之品。

二、分证论治

1. 内治

(1) 痰瘀痹阻证,治宜化痰行瘀;方用消瘰丸加减。若尿液不清,加萆薢、乌药、石菖蒲;小腹坠胀,加制香附、枳壳、青皮;腰骶酸楚,加菟丝子、续断、羌活;小便余沥不爽,加益智仁、山药、乌药。

(2) 肾气不济证,治宜益肾化气;方用济生肾气丸加减。若小便清长、余沥不爽,加益智仁、乌药;腰骶酸楚者,加续断、杜仲;小腹遇冷不舒者,加沉香、肉桂。

(3)脾气虚弱证,治宜健脾益气;方用补中益气汤加减。若大便秘结,先干后溏,数日一行,源于脾虚者,重用白术,加火麻仁、郁李仁;口干、尿黄赤、舌偏红者,加山药、葛根。

(4)阴虚火旺证,治宜滋阴降火法;方用知柏地黄丸加减。若有尿频、尿急、尿痛者,加虎杖、连翘;见血尿者,加茜草、女贞子、旱莲草;牙龈肿痛、齿衄者,加白茅根、鲜芦根、生石膏。

(5)膀胱湿热证,治宜清热利湿;方用八正散加减。若血尿者,加茜草、仙鹤草;终末尿痛甚者,加虎杖、赤白芍。

2. 其他疗法

(1)急性尿潴留的处理食盐 500 g,炒热,布包,趁热熨小腹部、脐部,冷后炒热再熨。或针刺中极、归来、三阴交、膀胱俞等穴;灸气海、关元、水道等穴。或导尿,在无菌操作下,置入导尿管引流尿液。如尿潴留时间较长,膀胱极度膨胀的患者,应分次导尿,一般可先放出 500 ml,其余部分可在数小时放出。

(2)如果非手术治疗无效,则根据患者的全身情况选择前列腺摘除术。

【临证处方变化】

1. 癃闭的病位是膀胱,但和三焦、肺、脾、肾、肝均有密切的关系,引起癃闭的病因病机,有湿热蕴结、肺热气壅、肝气郁结、尿路阻塞、脾气不升、肾元亏虚等。中医辨证首先分清虚实,然后再权衡轻重缓急进行治疗,小便之通与不通,全在气之化与不化,然而气化二字难言之矣。有因湿热郁闭而气不化者,用五苓汤、八正散、舟车丸之剂,清热导湿而化之;又因上窍吸而下窍之气不化者,用搐鼻法、探吐法,是求北风开南扇之义,通其上窍而化之;有因有阴无阳而阴不生者,用八味丸、肾气汤,引入命门熏蒸而化之;有因无阴而阳无以化者,用六味滋肾丸,壮水制阳光而化之;有因中气下陷而气虚不化,用补中益气升举而化之;有因冻结关元而气凝不化,用真武汤、苓姜术桂之类,开冰解冻通阳泄浊而化之;有因脾虚而九窍不和者,用理中汤、七味白术散之类,扶土利水而化之。古法森立,难以枚举,总之,治病必求其本。

2. 灌肠法　大黄 15 g,泽兰、白芷各 10 g,肉桂 6 g,煎汤150 ml,每日保留灌肠 1 次。

3. 针对性的按摩疗法　宜采用斜摩下腹、推下腹,按揉丹田、百会、涌泉等法,并可采用气功按摩法以增强效果。每日 1次,10 次为 1 个疗程。

【预后与转归】

1. 前列腺增生症为前列腺的良性疾病,主要的临床症状为会阴、腰骶部的不适和尿液排泄不畅,一般不会转化为前列腺癌。临床治疗前列腺增生症方法较多,可考虑综合治疗,以达到良好效果。

2. 前列腺增生患者还应该自我调护。第一,不能憋尿,如果感到尿急就应当及时小便,将尿排干净,以免造成膀胱过度充盈,引起尿道肌肉的收缩,使膀胱逼尿肌张力减弱,加重排尿困难,诱发急性尿潴留。第二,不能喝酒,以免酒精引起前列腺及膀胱颈充血水肿,同时引起交感神经兴奋,诱发尿潴留。第三,不宜久坐,以免引起盆腔瘀血,加重排尿困难。第四,饮食宜清淡,多吃新鲜蔬菜和水果,少吃高脂肪及辛辣刺激的食品。第五,每晚按摩,在临睡前用热毛巾按摩会阴部,使前列腺充血逐渐减轻或消除。第六,坚持慢跑,通过大腿、臀部、腹部的活动,使前列腺得到按摩,促进血液循环及淋巴循环。这样,可以配合治疗,有效地控制病情的发展。

第六节　男性不育症

　　男性不育症是指婚后同居、性生活正常、未避孕 2 年以上，女方孕育能力正常而未怀孕的不育情况。本病多由脾肾不足，肝气郁结，湿热下注等所致；病位在肝脾肾经，病理特点为肝脾肾不足或湿热下注致精弱精少；病理性质可虚可实。辨证当分清虚实、男女同治等。治疗以滋补、祛邪为基本治则。本病即为现代医学病名，古人称为"男子艰嗣"、"无子"、"绝育"等。

【诊断】

一、诊断要点

　　1. 男女婚居 2 年，性生活正常，未采取避孕措施，且女方检查正常而未孕育者。

　　2. 病史询问　① 过去疾病（如疹腮），损伤及手术史；② 性生活及婚姻史；③ 饮食（如食大量棉籽油）、嗜好、药物及理化因素接触史等；④ 尿路、生殖系症状。

　　3. 体格检查　① 全身一般情况检查；② 第二性征的检查；③ 生殖系检查，包括阴茎、阴囊、睾丸、附睾、精索、输精管、前列腺等。

　　4. 理化检查　① 内分泌功能测定，包括 F3H、LH、E2、T 等；② 细胞遗传学检查，包括性染色体、常染色体等；③ 睾丸活检；④ 输精管造影等。

　　5. 精液分析（怀疑不育属男方原因者均应做精液检查，精液检查前禁房事 3～5 天）　① 少精子症：精子计数＜2 000/ml；② 无精子症：精子计数 0～500 万/ml；③ 死精子症：无活动精子；④ 精子活率低下：精子活动率低于 40%；⑤ 高精子密度：精子数超过 2 亿/ml；⑥ 精液量异常：精液量不足 0.5 ml 或多于 8 ml；⑦ 精液不液化：精液排泄后 1 小时不液化；⑧ 免疫性不育:抗精子抗体阳性;⑨ 感染性不育:前列腺液及精液中白细胞增多;⑩ 精子爬高试验:<3 cm/h;⑪ 畸形精子增多:精子畸形率>30%。

二、诊断技巧

此病诊断具有两个要点:① 成年男性婚后 2 年正常性生活而不育者;② 相关检查不正常。

三、鉴别诊断

诊断明确,无鉴别诊断。

【证型】

一、辨证分型

按不同表现为五个证型:

按中医辨证,精子活动力差,数量少,或射精无力,可伴有性欲减退、阳痿早泄、疲乏无力等;舌淡苔白,脉沉细,是肾气虚衰。精液量少,精子活力、活率差,或精不液化,可伴有遗精、滑泄、头晕耳鸣、手足心热;舌红苔少,脉细数,是肾阴不足。精子活力差,性欲低下、阳痿,可伴有精神抑郁、胁痛不舒;舌红苔薄,脉弦,是肝郁气滞。精子数少或死精子多,小便短赤,可伴有小腹急满,阳事不兴等症;舌红苔黄,脉数,是湿热下注。精子数少,活力、活率低,可伴有神疲倦怠,面色无华;舌淡苔薄,脉弱,是气血两虚。

二、证型辨识

1. 男性不育症多以虚为主,以实为次,虚证中尤以肾虚为主。

2. 肾虚者中,有肾气虚、肾阴虚,气为阳,肾气虚者主要表现出阳事不举,精子活力差,而肾阴虚者,主要表现出遗精、滑泄,五心烦热,二者可资鉴别。虚者中尚有气血虚,表现出神疲倦怠,面色无华,常为久病之后。

3. 实证中以肝郁与湿热为主,二者容易鉴别。肝郁者,精神抑郁、胁痛不舒。湿热者,小腹会阴不适,小便短赤,舌红苔黄腻。

【辨证要点】

　　男性不育症为男科疾病中常见病,包含和兼夹各种病症,其诊断需根据主诉和相关检查确定。中医辨证上,主要根据自我感觉与精液的理化检查来判断证型。其中尤以辨虚实为主,虚证居多,但实证亦不少见,临床切忌一旦发现不育即认为是肾虚所致。中医辨别此病,需四诊合参,审证求因,追根溯源。亦需注意虚实兼夹,辨别清楚。

【处方思路与方法技巧】

　　一、治疗原则

　　古方多宗从肾论治,《石室秘录》提出治不育六法,即"精寒者温其火,气衰者补其气,痰多者消其痰,火盛者补其水,精少者添其精,气郁者舒其气,则男子无子者可以有,不可徒补其肾也。"

　　二、分证论治

　　1. 内治

　　(1) 肾阳虚衰证,治宜温肾补阳;方用金匮肾气丸加减。若动则气喘,加炙黄芪、沉香;夜尿频数,余沥不爽,加益智仁、乌药;大便溏薄,加炒白术、炒苡仁。

　　(2) 肾阴不足,治宜滋阴补肾;方用左归丸加减。若相火亢盛,加山栀、炒白芍;精液黏稠不液化,加五味子、益母草;精中带血,加仙鹤草、茜草根。

　　(3) 肝郁气滞,治宜舒肝解郁;方用柴胡疏肝散加减。若脒临证时可结合本病特点加入补肾填精的药物,如黄精、地黄、菟丝子、枸杞子。

　　(4) 湿热下注,治宜清热利湿;方用程氏萆薢分清饮加减。若精液中有脓细胞,加蒲公英、红藤、黄柏;小便短赤明显,加山栀、萹蓄、瞿麦、滑石。

（5）气血两虚，治宜补益气血；方用十全大补汤加减。若阴虚，加黄精、生地、山萸肉；阳虚，加淫羊藿、附子。

2. 其他疗法

根据病情可选用绒毛膜促性腺激素（HCG）、睾丸酮、克罗米芬、精氨酸、左卡尼汀，维生素类、硫酸锌糖浆等。或进行性技术指导，必要时可行人工授精。因精索静脉曲张所致不育，经保守治疗无效者，可考虑手术。

【临证处方变化】

1. 除辨证论治外，还可根据精液检查情况"辨精用药"。如精子成活率低、活动力差者，加仙灵脾、巴戟天、菟丝子、生黄芪；死精、畸形精子多者，加土茯苓、蚤休；精液中有脓细胞者，加蒲公英、红藤、黄柏；精液不液化而呈团块状者，加泽泻、丹皮、麦冬、当归、生地等。

2. 成药十全大补丸、知柏地黄丸、龙胆泻肝丸、胃苓丸等可根据证型加减使用。

3. 饮食治疗　宜经常吃韭菜、韭菜籽、核桃、山药、狗肉、鱼虾之类食品，以温肾助阳，调和脏腑，益气养血，滋肾填精。

【预后与转归】

男性不育症预后各异，先天发育不良者，多难治无治，而后天疾病所引起者尚可调治，综合治疗，调理心情、劳逸可获痊愈。需注意以下事项：

1. 及时进行青春期性知识教育，对未婚和新婚青年进行婚前教育，科学地指导青年男女正确认识两性关系。

2. 勿过量饮酒吸烟，少吃芹菜，不食棉籽油。

3. 积极治疗有关疾病，如腮腺炎、附睾炎、前列腺炎、精囊炎、精索静脉曲张等。

4. 消除有害因素的影响，对接触放射线、有毒物品或高温环境工作而致不育者，宜脱离原环境。

第七章　周围血管病证

第一节　股肿

股肿是下肢深部静脉血栓形成和炎性病变引起的一种疾病。本病多由营血瘀滞于阴脉,脉络痹阻不通,水津外溢所致;病位在经脉,病理特点为瘀阻脉络;病理性质有虚有实,而以实为多。辨证当分清气血虚实。初病在气,久病入络;初病属实,久病多虚。治疗当以活血化瘀为基本治则。相当于西医深静脉血栓形成。

【诊断】

一、诊断要点

1. 多有长期卧床,产后、腹部手术、外伤、肿瘤或其他血管病史。

2. 起病较急,主要出现患肢疼痛、肿胀、增粗。

（1）小腿血栓性静脉炎:出现小腿腓肠肌肿胀疼痛,足背和踝部肿胀;腓肠肌部有压痛,小腿伸直,足用力向背侧屈时腓肠肌部疼痛(称为 Homan's 征阳性)。

（2）股静脉血栓性静脉炎:股内侧肿胀疼痛明显,小腿及足部可有轻度肿胀,股静脉走行区有深压痛,出现发热或高热,患肢静脉压较健侧升高。

（3）髂股静脉血栓性静脉炎:发病急骤,发热,可见整个下肢水肿疼痛,皮温增高。

（4）个别病例可因血栓脱落肺栓塞出现胸痛、呼吸急促、咳嗽、咯血等症状。

3. 辅助检查　急性期血中白细胞计数增高,静脉血流图、超声多普勒、静脉造影有助诊断。

二、诊断技巧

此病诊断具有三个要点：① 手术、外伤或重病卧床病史；② 患肢突然出现的肿胀、疼痛、皮温升高、浅静脉扩张表现；③ 静脉辅助检查可帮助确诊。

三、鉴别诊断

下肢痈　为发生在下肢肌肉的化脓性疾病。初起亦为患肢疼痛、肿胀，逐渐转为红肿，可见患侧胯间臀核肿大，5～7 天酿脓时呈鸡啄样痛，按之应指，穿刺可抽到脓液。全身有恶寒发热等症状。外周血白细胞及中性粒细胞明显增高。

【证型】

一、辨证分型

多见于大手术或重病长期卧床患者；按病程发展常分为两个证型：

按中医辨证，患肢突然肿胀、疼痛、皮肤发红，皮温正常或升高，可伴有发热，便秘，溲赤，口渴不欲饮；舌质红，苔薄黄或黄腻，脉滑数或弦数，是瘀血阻络。患肢肿胀，按之凹陷，朝轻暮重，沉重酸胀，可伴有身疲乏力，不欲饮食；舌质淡，苔白腻，脉沉缓，是气虚血瘀。

二、证型辨识

1. 发病初期，患肢突然肿胀、增粗、皮温升高、浅静脉扩张，同时出现全身低热，舌苔薄黄，舌质红或有瘀斑，脉弦滑等，是局部气血骤闭，阴脉瘀阻所致。坐卧制动，或手术、外伤损伤，气血瘀滞，湿热乘虚入侵，则肢体肿胀疼痛，固定不移；瘀久化热，则发热，舌暗或有瘀斑、脉涩而数为瘀血阻络之象。

2. 急性期过后，下肢湿肿，按之凹陷，朝轻暮重，沉重酸胀，可伴有身疲乏力，不欲饮食；舌质淡，苔白腻，为病程日久，耗伤气血，气血瘀滞，故患肢肿胀日久不消，青筋显露；气血瘀滞，肌肤失养，则患肢麻木，按之木硬；气血亏虚则倦怠乏力；舌淡有齿痕或瘀斑、苔薄白、脉沉涩,皆为气虚血瘀之象。

【辨证要点】

本病分急性发作和慢性恢复两个阶段,但总以瘀阻、下肢湿浊为辨证之要,同时病久可耗伤气血,致气虚血瘀。初始发作时以瘀阻湿浊的实证表现为主,局部肿痛,按之凹陷,舌紫暗,苔薄黄腻等均证实这一点。而此病发作往往为大手术、外伤或重病后,加重本来病体损害,故可出现全身虚耗,精神疲乏,面色萎黄的气血虚弱证,而瘀血一时难消,故常表现出气虚血弱、脉络痹阻的证候来。临床围绕瘀、湿、虚三者进行辨证,抓住重点,参考原发病症,始为不误。

【处方思路与方法技巧】

一、治疗原则

本病一般采用中西医结合方法进行治疗。中医治疗早期多采用清热利湿、活血化瘀法,后期则重视健脾利湿、活血化瘀。化瘀法贯穿始终。

二、分证论治

1. 内治

(1)瘀血阻络证,治宜祛瘀通络;方用血府逐瘀汤加减。若湿热之象盛,加黄柏、土茯苓;患肢胀明显,加车前子、泽泻、赤豆;热盛伤津口渴不欲饮,加生地、石斛、花粉。

(2)气虚血瘀证,治宜活血通络;方用四君子汤加减。若纳呆食少,加焦三仙、鸡内金;腰酸腿软,加菟丝子、川断;局部有湿疹,加苡仁,苍术,苦参、黄柏;肢冷麻木,加川桂枝。

2. 外治

(1)急性期:可用芒硝加冰片外敷。用芒硝 500 g、冰片 5 g 研成粉末状,混合后装入纱布袋中,敷于患肢小腿肚及小腿内侧,待芒硝结块干结时,重新更换,发病后连用数日,可减轻患肢疼痛等症状。

(2)慢性期:熏洗法选用活血通络的药物,如桃仁、红花、苏木、路路通、丹参、牛膝、防己、三棱、莪术等,煎水乘热熏洗患肢,每天1～2次,每次30～60分钟,可达到活血化瘀通络和促进侧支循环的建立。

【临证处方变化】

1. 静脉血栓形成,症有痛、肿、瘀,尤以肿胀为甚。其缘由乃湿浊所为,既有外湿又有内湿,故其治以祛湿为先。治湿之法,有淡渗、分利、化解、理脾,往往寓于一方之中,但有侧重。其次,瘀阻于脉,为有形之积,必以化瘀通络法,如蝮蛇抗栓酶之法在所必用。只要中西医结合相宜,鲜有少效者。

2. 成药　毛冬青片:每次5片,每日次;或新消片:每次5片,每日2次。

3. 丹参注射液穴位注射　取穴足三里、三阴交,丹参注射液2～4 ml,每次1穴,每天1次,各穴位轮流注射,20～30次为1个疗程。

4. 维生素 B_1 穴位注射　取穴足三里、三阴交,每次取维生素 B_1 100 mg,每天1次,各穴位更替使用,30次为1个疗程。

5. 抗栓酶注射　取抗栓酶1单位加入0.9％盐水250 ml中静脉滴注,每日1次,7天为1个疗程,用药期间定期复查血小板。如患者有牙痕出血、皮下瘀斑或血小板低于正常值时,宜暂停使用。

6. 早期发现,并行血栓剥离术,疗效较好。

【预后与转归】

1. 股肿(深静脉血栓形成)在临床上受到重视,是由于其严重的致死并发症——肺栓塞,以及遗留的慢性静脉功能不全综合征。肺栓塞常引起猝死,需要急救,成功率较低。慢性静脉功能不全常导致患肢长期重垂胀急,需待侧支循环形成后才能慢慢缓解。

2. 术后(特别是小腹、盆腔和下肢手术)或长期卧床的患者,应在床上抬高下肢,并在床上做下肢活动,争取早期下床活动,促进下肢血液循环。

3. 在进行下腹、盆腔及下肢手术时,注意保护手术部位的血管,避免血管内膜的损伤。

4. 下肢静脉插管不宜过久,且避免经周围静脉输入刺激性较强的液体。

5. 患本病后,前半月应卧床休息,患肢屈曲抬高,发病一个月内不做剧烈运动,以防血栓脱落引起肺栓塞等并发症。

6. 发病后可使用弹力袜或弹力绷带,促进下肢静脉回流。

第二节　血栓性浅静脉炎

血栓性浅静脉炎是体表筋脉发生的炎性血栓性疾病。本病多由营血瘀滞于阴脉,脉络痹阻不通,水津外溢所致;病位在经脉,病理特点为瘀阻脉络;病理性质有虚有实,而以实为多。辨证当分清气血虚实。初病在气,久病入络;初病属实,久病多虚。治疗当以活血化瘀为基本治则。此病即为西医病名,相当于中医"青蛇毒"。

【诊断】

一、诊断要点

1. 常有患肢外伤、感染、静脉输液、输药等病史。下肢发病多见。

2. 一般表现为节段性的体表静脉肿胀灼热,红硬压痛,可触及痛性硬索状物。

3. 多数无全身症状,严重者可伴有发热、全身不适症状。

二、诊断技巧

此病诊断具有三个要点:① 患肢静脉损伤病史;② 浅表静脉行走径路出现肿硬的条状物;③ 本病多见于青壮年,男女都可发病,好发于四肢筋脉(尤多见于下肢),次为胸腹壁等处,由于发病部位不同,临床表现各异。

三、鉴别诊断

1. 红丝疗　多发于四肢,因有红丝一条,迅速向上走窜,微痛不适,按之稍痛但无肿硬,可引起腋下或胯间臖核肿大。多由四肢末端疗疮、手足癣糜烂或皮肤破损染毒后毒邪扩散,向上走窜所致,相当于西医的急性淋巴管炎。经治疗一般 2～3 日可消失。

2. 结节性红斑　多见于女性,与结核病、风湿病有关;皮肤结节多发生于小腿,伸、屈侧无明显区别,呈圆形、片状或斑块状。一般不溃烂;可有疼痛、发热、乏力、关节痛;血沉及免疫指标异常。

【证型】

一、辨证分型

多见于浅表静脉穿刺等损伤后,按病程发展分为两个证型:

按中医辨证,局部筋脉红肿热痛,或上下游走,肢体活动不利,多伴有发热;舌红,苔黄腻,脉弦数,是湿热阻络。局部皮下条索硬节,皮肤呈棕褐色,皮温正常,压痛不明显,无发热等,伴乏力神疲;舌质有瘀点或瘀斑苔薄白、脉沉细或沉涩,是瘀血滞络。

二、证型辨识

1. 急性发作,湿热入侵,气血瘀滞,筋脉不利,郁而化热,则筋脉红肿热痛,甚则肢体活动不利;或挟风邪,则上下游走;热邪为患,则见发热;舌红、苔黄腻、脉弦数,为湿热壅滞之象。

2. 病程日久,气血瘀滞于筋脉,则形成硬索肿块,粘连不移;气血瘀滞,局部失养,故皮色褐黑;气血瘀滞,水道不利,则胫躁水肿;舌边有瘀点、苔薄白、脉沉涩,皆为气血瘀滞之征。

【辨证要点】

1. 血栓性浅静脉炎属于中医血痹、脉痹、肿胀、血瘀的范畴。发病时,浅静脉为一硬索条,可有自发痛。触痛或牵拉痛,一般称为“脉痹”;沿浅静脉走行及其周围组织突发色红、肿胀、灼热、疼痛,待红肿疼痛渐消后,局部可触及硬条索状物,且伴有色素沉着,或有微热和轻痛,属静脉曲张并发者,多称为"恶脉";无静脉曲张病史者,可称为"血瘀"。《肘后备急方》:"恶脉病,身中忽有赤络脉如蚓状","皮肉卒肿起,狭长赤痛名"。

2. 不论发生于何处,总以瘀结为要,上肢游走性者,多兼夹风热,而下肢肿胀明显多与湿邪相关。

3. 总之,本病外由湿邪为患,与热而蕴结,与寒而凝滞,与湿而相合,困脾而生痰,是病之标;经脉受损,气血不畅,络道瘀阻,为病之本。

【处方思路与方法技巧】

一、治疗原则

本病早期以清热利湿为主,后期以活血散结为主。同时,应积极治疗静脉曲张等原发疾病,并配合外治以提高疗效、防止复发。

二、分证论治

1. 内治

(1)湿热阻络证,治宜清热活血;方用四妙勇安汤加减。若肿胀明显,加车前子、泽泻;疼痛,加乳香、没药、玄胡;红肿,加蒲公英、地丁。

(2)瘀血滞络证,治宜活血化瘀;方用桃红四物汤加减。若发于下肢,加牛膝;发于上肢,加桑枝;发于胸腹,加柴胡、桔梗、郁金、黄芩;条索、结节坚硬,加三棱、山甲、莪术;气虚,加黄芪、党参。

2. 外治

(1)早期可选用如意金黄散、玉露散等外敷。局部红肿渐消,可选用拔毒膏贴敷。

(2)后期可用红灵丹油膏外敷;或鸡血藤、桂枝、红花各30 g等煎水浸泡患肢,每日1次。

【临证处方变化】

1. 湿热阻络证多见于血栓性浅静脉炎急性期,也可服用四妙勇安汤和茵陈赤小豆汤加减。成药可用活血解毒丸,配合二妙丸内服 6 g,1 日 2 次。

2. 瘀滞阻络证,多见于血栓性浅静脉炎慢性期。经验方:① 新脉管炎丸:泽兰 60 g,川芎、红花各 15 g,当归、牛膝、木瓜各 30 g,罂粟壳 9 g,共研细末,炼蜜为丸,每丸重 9 g,早晚各服 2 丸,白开水送服。② 参三七:装入胶囊,每次 1 g,每日 2 次。③ 活血逐瘀汤:当归 18 g,赤芍、桃仁、红花、桂枝、汉防己各 9 g,丹参 15 g,生黄芪 30 g,水煎服。

3. 手术治疗 ① 经一般治疗无效,血栓形成有侵犯深静脉趋向者,应及时施行手术,高位结扎受累静脉,予以切除或者作剥脱。② 化脓性浅静脉炎,最好切除整个受累的大隐静脉、贵要静脉或头静脉,而且创口要开放,疏松填塞敷料,待症状减轻,局部炎症消退后,再做一期。

【预后与转归】

1. 血栓性浅静脉炎预后一般良好,少数并发于血栓闭塞性脉管炎或内脏癌(胰腺体尾癌),当引起重视。

2. 治疗乏效者,可向深静脉发展,可即时施行手术,予以剥脱。

3. 患于下肢者,宜抬高患肢,卧床休息。

4. 静脉穿刺术后,局部立即用湿毛巾热敷,注射时注意严格消毒,以免外邪入侵。

第三节　筋瘤

筋瘤是发生于体表筋脉的疾病,以体表筋脉的盘曲改变为特点。本病多因耗伤气血,气血运行不畅所致;病位在经脉,病理特点为瘀阻脉络;病理性质有虚有实,而以实为多。辨证当分清气血虚实。初病在气,久病入络;初病属实,久病多虚。治疗当以活血化瘀为基本治则。相当于西医的下肢静脉曲张。

【诊断】

一、诊断要点

1. 多见于负重或长期站立等职业的中年男性患者。

2. 下肢静脉迂曲、怒张,严重时盘曲成团状,大隐静脉曲张一般出现在小腿内侧、前面和后面,小隐静脉曲张则出现在小腿外侧、后面的下部、踝外侧及足背。

3. 下肢沉重、胀痛,易疲劳,多于站立及行走较长时间后出现,平卧抬高患肢后很快消失、下肢水肿、皮肤改变及溃疡,水肿多见于踝部及足背。

4. 病程长的患者,皮肤发生退行性变,常见萎缩、脱毛、脱屑、瘙痒、弹性差、色素沉着等改变,甚而出现久治不愈的溃疡。

二、诊断技巧

此病诊断具有三个要点:① 具有职业性,长期站立或负重者多见;② 患肢逐渐出现团块状的迂曲静脉团,常双侧发生,伴有沉重、胀痛、易疲劳等感觉;③ 长期不愈可发生并发症,如小腿脱屑、脱毛、瘙痒、色素沉着并溃疡等,溃疡多难以治愈。

三、鉴别诊断

下肢深静脉血栓形成　多有急骤的发病史,常见于产后、大手术或外损伤后,受凉或长期卧床后。短期内忽然发生下肢肿胀。常在一夜之间形成,再于数月后或数年后继发下肢静脉曲张。深静脉通畅试验为阳性。深静脉造影有助于诊断。

【证型】

一、辨证分型

多见于负重或长期站立患者;按病程发展常分为三个证型:

按中医辨证,下肢青筋显露,局部红肿硬结,有压痛,可伴有发热等全身症状;舌质红、苔黄腻,脉滑数或弦数,是湿热阻络。患肢青筋迂曲,状如蚯蚓,局部有压痛或色素沉着,伴有精神郁闷,烦躁易怒;舌质紫黯,或有瘀斑瘀点,脉弦或涩,是气血瘀滞。患肢青筋迂曲,下肢微肿,按之凹陷,朝轻暮重,畏寒喜暖,肢体沉重,酸胀不适;舌质淡、苔白,脉沉涩或脉濡缓,是寒湿凝滞。

二、证型辨识

筋瘤发病平素多以局部的团块与下肢重垂不适为主,多无明显的全身症状。若并发浅静脉炎症,或可见青筋显露的同时,全身有轻微发热、舌红苔黄等证候,因发于下肢,湿性下趋,故可辨为湿热证。若肢体出现酸胀并凹陷水肿而无热象,反畏寒,脉涩、舌淡苔白等,则辨为寒湿证。若伴有精神症状,并舌质紫暗脉涩等,属肝气不舒,气滞并瘀血所致,可辨为气血瘀滞证。

总之,本病以瘀滞不同为要,兼有气滞。或寒或热,以全身证候的表现为依据。

【辨证要点】

本病辨证要始终抓住瘀血阻络这个中心。因气为血之帅,气滞则血瘀,血瘀反过来亦导致经络不通,气滞益甚。气为肝所主,久立伤筋,气机不畅,常常加重病情。经络瘀滞,气血不达,肌肤失养,故常发生肢麻、瘙痒、脱屑、脱毛以及严重的溃疡。本病病位在下肢,在脏为肝,中心为气滞血瘀,或有湿热、寒湿兼夹,均根据全身表现定夺。

【处方思路与方法技巧】

一、治疗原则

本病一般采用中西医结合方法进行治疗。中医治疗早期多采用活血化瘀、理气通络法,出现脱屑、溃疡等并发症,则当加强健脾化湿。但化瘀法贯穿始终。

二、分证论治

1. 内治

(1) 湿热阻络证,治宜清热活血;方用四妙勇安汤加减。若全身发热,加生石膏、知母;热盛伤阴,加麦冬、石斛、花粉;肿痛,加玄胡、枳壳。

（2）气滞血瘀证，治宜活血化瘀；方用桃红四物汤加减。若精神郁闷、烦躁易怒，加木香、栀子或加服逍遥丸；结块明显，加三棱、莪术。

（3）寒湿阻络证，治宜温阳通络；方用苓桂术甘汤加减。若结块明显，加昆布、三棱；下肢肿，加汉防己、茯苓。

2. 外治　弹性绷带绑扎患肢，有改善症状、延缓病变的作用。并发湿疮、臁疮者，按有关内容处理。

【临证处方变化】

1. 局部出现条索状硬块者，可用紫色消肿膏外敷。

2. 局部红肿者，可用金黄散外敷，或用黄柏、丹参酒精浸出液外敷。

3. 若并发湿疮或小腿溃疡，可加强清热利湿，方选五神汤加减。根据热与湿孰轻孰重，用药偏重偏轻，以加强清热或加强利湿。

【预后与转归】

1. 筋瘤若不能得到有效治疗，可并发湿疮、溃疡等严重并发症。

2. 长期站立工作或分娩后，要适当加强下肢锻炼。按摩和热水浸浴促进气血流通，可预防筋瘤的发生或延缓发生。

3. 患下肢筋瘤要注意保护，防止外伤。并发湿疮者，要积极治疗，避免搔抓感染。发病后可使用弹力袜或弹力绷带，促进下肢静脉回流，可减轻症状，缓解病情。

第四节　臁疮

臁疮是指发生在小腿下部的慢性溃疡，又称裤口毒、裙边疮。本病多继发于筋瘤恶脉（下肢静脉曲张）和丹毒等病。本病多由气血运行不畅，湿热侵袭所致；病位在经脉，病理特点为气虚血瘀；病理性质本虚标实。辨证当分清气血虚实。初病在气，久病入络；初病属实，久病多虚。治疗当以清热化瘀为基本治则。相当于西医的下肢慢性溃疡。

【诊断】

一、诊断要点

1. 多见于久立久行者，常为筋瘤的后期并发症之一。

2. 筋瘤患者见小腿肿胀、色素沉着、沉重感，朝轻暮重，逐渐加重，见瘙痒抓破，皮肤苔藓样变，糜烂、滋水淋漓，溃疡形成。

3. 溃疡扩大到一定程度时，边缘稳定，周围红肿，或日久不愈，或经常复发。

4. 溃疡经年不愈，疮口下陷，边缘高起，形如缸口，四周湿疮瘙痒。

5. 创面可因感染而出血，严重时可溃烂见骨。少数人可因多年不愈而癌变。

二、诊断技巧

此病诊断具有三个要点：① 多因筋瘤而发；② 小腿下 1/3 之内外侧因湿疮搔抓等因素出现苔藓、破溃；③ 长期不愈可见溃疡扩大、出血，向深处发展或见珍珠样结节而癌变。

三、鉴别诊断

临床上臁疮诊断比较容易，无需做特殊鉴别，主要明确发生的原因、性质、病情等。

1. **结核性臁疮** 常有其他部位的结核病史；皮损初起为红褐色丘疹，中央有坏死，溃疡较深，呈潜行性，边缘有锯齿状，有败絮样脓水，疮周紫滞，溃疡顽固，长期难愈。

2. **臁疮恶变** 可为原发性皮肤癌，也可由臁疮经久不愈恶变而来；溃疡如火山，边缘卷起，不规则，触之觉硬，呈浅灰白色，基底表面易出血。

【证型】

一、辨证分型

按病程发展常分为两个证型：按中医辨证，局部瘙痒不适，皮肤褐色红斑,粗糙,继而紫暗肿胀,倦怠乏力;舌边有瘀点,苔薄黄或白,脉弦涩,是气虚血瘀证。疮面色暗或上附腐苔,脓水浸淫,秽臭难闻,四周漫肿灼热,或伴湿疮痒痛相兼,甚者恶寒发热;舌边有瘀斑,苔黄腻,脉细数,是湿热阻络证。

二、证型辨识

1. 并发筋瘤之臁疮,多并有筋瘤的其他并发症,如皮肤脱屑、脱毛、色褐紫暗或红斑等,局部瘙痒不适而搔抓,或因挤压碰伤即出现溃疡创面,难以愈合。若并有舌质紫暗苔白,即见瘀血征象;全身倦怠是气虚表现。

2. 若溃疡并发感染,则可出血并有腐臭脓水,四周皮肤红热漫肿,为湿热相兼,此病发生于人体下部,湿性下趋,故发病过程滋水渗液,此时可辨为湿热阻络,湿热证与瘀血相兼。

【辨证要点】

本病辨证有四个要点:① 病程长、年老体弱、活动不便,虚弱为先,多见气虚血虚;② 发生于人体下部,溃烂滋水,为湿之征象。③ 周围皮肤脱屑、紫暗瘀斑,为经络阻塞,血瘀气血不达之象,瘀血征象同样明显;④ 感染发生时可有红热脓表现,此时可能热重于湿。

【处方思路与方法技巧】

一、治疗原则

本病治疗以清热利湿化瘀为要。无明显感染时,补气养血促进创面愈合,感染见湿热征象时,祛邪为先。积极创面换药,根据不同情况选择创面用药。

二、分证论治

1. 内治

(1)气虚血瘀证,治宜益气活血;方用补阳还五汤加减。若肿胀疼痛,加车前子、泽泻、元胡。

(2)湿热阻络证,治宜清热活血;方用四妙勇安汤加减。若红肿痛,加赤芍、元胡;肿胀明显,加茯苓、泽泻。

2. 外治

（1）疮面有腐肉，用红油膏、九一丹外敷，疮面肉芽始长时，用白玉膏、生肌散外敷，每天 1 次。疮面周围有湿疮者，改用青黛散。疮面脓性分泌物多时，可用 10% 黄柏溶液湿敷。

（2）疮面出血时掺桃花散，若出血不止者，宜予结扎止血。

【临证处方变化】

1. 渗液较多者，可配合洗药治疗。可以用马齿苋 60 g、黄柏 20 g、大青叶 30 g，煎水湿敷，日 3～4 次。局部红肿，渗液量少者，可用金黄膏外敷，日换一次。

2. 若见珍珠样结节，可能发生癌变，须做病理检查，若证实癌变，可行手术或放射治疗。

【预后与转归】

1. 积极全身治疗，局部换药；或有效的手术治疗，创面可愈合。

2. 迁延日久，可向周围和深部发展，而愈发难治。

3. 癌变者少见，但愈合多不良。

第五节　脱疽

脱疽是指发生在四肢末端的、严重时可导致趾（指）坏疽脱落的疾病。本病多由气血运行不畅所致；病位在经脉，病理特点为气虚血瘀；病理性质本虚标实。辨证当分清气血虚实。初病在气，久病入络。治疗当以活血化瘀为基本治则。相当于西医的血栓闭塞性脉管炎。

【诊断】

一、诊断要点

1. 绝大多数为 20～40 岁青壮年男性嗜烟者。

2. 肢体有不同程度的缺血性表现。

3. 足部和小腿反复发作游走性浅静脉炎。

4. 患肢足背和小腿胫后动脉搏动性减弱。

5. 有关检查可有阳性结果。

二、诊断技巧

此病诊断具有五个要点：① 发病人群多为 25～45 岁男性，女性少见，病变好发于下肢，有吸烟受寒或受湿史；② 间隙性跛行，肢体运动时发生疼痛，日久出现静息痛；③ 肢体重着、发凉、麻木或失去知觉；④ 足背及胫后动脉搏动减弱；⑤ 晚期出现干性坏疽，感染则出现湿性坏疽。

三、鉴别诊断

1. 闭塞性动脉硬化病　多见于老年人，男女皆可发病。常伴有高血压、高血脂和糖尿病。病变多在大小动脉不伴游走性静脉炎，X 线平片可显示小动脉有钙化灶。

2. 雷诺氏病　多为青年女性。可因寒冷或精神刺激出现阵发性、对称性两手发凉苍白，继而发绀、潮红，最后恢复正常，患肢动脉搏动正常。

【证型】

一、辨证分型

按病程发展常分为四个证型：

按中医辨证，患肢麻木、发凉、疼痛、蚁走样感或间歇性跛行，皮色苍白，皮温减低，足背趺阳脉搏动弱；舌质淡、苔白腻，脉弦滑，是寒湿阻滞证。肢麻木、发凉、刺痛，夜间尤甚，间歇性跛行较重，足背趺阳脉搏动减弱或消失；舌质淡红，或有瘀斑或紫黯、苔薄白，脉沉细而涩，是血脉瘀阻证。患肢沉重、麻木、红肿、热痛、喜冷怕热，患足破溃，浸润性蔓延，趺阳脉搏动消失，伴小便黄赤、大便秘结；舌质红、苔黄腻，脉滑数，是湿热阻络证。患肢红肿、疼痛剧烈，夜间更甚，如汤泼火烧样，患肢坏疽，有发热、口干口渴；舌质红或绛、苔薄，脉弦细数，是热盛伤阴证。

二、证型辨识

1. 该病初起主要表现为行走疼痛，患肢麻木、发凉，皮肤苍白,皮温减低等"寒象",以及因瘀阻而致的肢端缺血的表现,湿性下趋,故辨为寒湿证、瘀阻证。

2. 病情发展,疼痛加重,皮色紫暗或暗红,下垂更甚,肌肉萎缩,舌质暗而脉沉细,是瘀滞加重之象,故为血脉瘀阻证。此期营养发生障碍。

3. 此后患趾破溃,患肢疼痛剧烈,喜冷怕热,全身出现湿热证候,如口渴便秘,舌红苔燥等,可辨为湿热阻络证。

4. 病发日久,热毒伤阴,同时因难以入眠,人体阴津耗竭,患足汤扑火燎,口干口渴,舌质红绛,皆为热毒与阴伤征象。

【辨证要点】

本病辨证有以下四个要点:① 初起发病主要表现为局部缺血,因缺血而致脱屑、毛发脱落,皮肤苍白、怕冷发凉的感觉,在中医辨证中属寒象,故为寒湿证。② 发病后缺血加重,营养障碍,表现为难以忍受的静息疼痛,此时皮色紫暗紫红,是瘀滞征象。③ 肢端破溃后发生感染,出现怕热喜冷表现,为热毒逐渐加重。④ 病久全身消耗,早期以阴液为主,日久可致气血阴阳俱虚。

此病辨证之要点是根据病情演化发展而定。

【处方思路与方法技巧】

一、治疗原则

本病轻证可单用中药或西药治疗,重者应中西医结合治疗。中医以辨证论治为主,但活血化瘀法贯穿始终。

二、分证论治

1. 内治

(1)寒湿阻络证,治宜温阳散寒,活血通络;方用阳和汤加减。若病变在上肢,加桂枝;疼痛较重,加白芍。

(2)血脉瘀阻证,治宜活血化瘀;方用桃红四物汤加减。若痛甚,加乳香、没药;夹湿,加黄柏、苍术。

(3)湿热阻络证,治宜清热利湿;方用四妙丸加减。饮食不佳,加茯苓、白术;疼痛,加龙骨、牡蛎、玄胡。

(4)热盛伤阴证,治宜养阴清热;方用增液汤合桃红四物汤加减。高热溃烂,加紫花地丁、蒲公英;失眠,加柏子仁、夜交藤;疼痛剧烈,加乳香、没药、玄胡;腐肉死骨难脱,加生黄芪、汉防己。

2. 外治

(1)未溃者,可用红灵酒外搽,或用冲和膏、红灵丹油膏外敷。亦可用毛披树根 100 g,或当归 15 g、桑枝 30 g、威灵仙 15 g、苏木 30 g 水煎熏洗,每日 2 次。

(2)已溃者,溃疡疮面较小者,可用上述中药熏洗后,外敷生肌玉红膏;溃疡面积较大者,坏死组织难以脱落者,可以先用冰片锌氧油软化创面硬结痂皮后依次清除。

【临证处方变化】

1. 病之后期,可出现气阴两虚证,局部坏死组织脱落后经久不愈,全身倦怠乏力,口渴不欲饮,面色无华,形体消瘦,五心烦热等。可予益气养阴治疗,方选黄芪鳖甲汤加减治疗。

2. 剧烈疼痛者,可选用中麻Ⅰ号或中麻Ⅱ号治疗。

3. 坏死组织清除、坏死组织切除缝合术需待炎症控制后进行,必要时做截肢手术。

【预后与转归】

1. 脱疽早期中医药调治效果较好,可预防溃疡疮面形成。

2. 已形成溃疡者,积极全身治疗的同时,可应用中药换药,如五五丹、生肌玉红膏等,可促进创面愈合。

3. 在治疗不能改善症状,并见节段性向上发展者,可行截肢治疗。

第八章　其他外科病证

第一节　冻伤

冻伤是指人体受到寒邪侵袭所引起的局部性或全身性的病证。本病由寒邪所致;病位轻在肌表、重在脏腑。基本病机为寒凝气滞血瘀;多以实证为主。辨证当分清病情轻重。治疗应根据其病理特点,以温通散寒、补阳活脉为基本治则。西医学亦称冻伤。

【诊断】

一、诊断要点

1. 发病季节多为冬季和早春。

2. 患者常有 10 ℃甚至冰点以下的低温环境史。

3. 好发于手、足、耳等身体暴露部位,存在个体易发因素。

(1) 局部皮肤出现冰凉、暗红、硬结、麻木、疼痛或刺痒感。

(2) 可见大小不等的水疱,伴见局部组织肿胀,溃破渗血流脓。

4. 一般无明显实验室检查异常,如出现感染,则血常规示白细胞计数和中性粒细胞数增高。

二、诊断技巧

此病诊断具有三个要点:① 发病季节史;② 寒冷环境;③ 局部损伤。

三、鉴别诊断

1. 类丹毒　多发生于接触肉类和鱼虾类的手部,手指和手背出现深红色的肿胀、青紫色斑、阵发性疼痛和游走性瘙痒,一般很少超越腕关节。病情多在两周左右自行消退，不会溃烂。

2. 多行性红斑　多发生于春秋两季，以手、足、面部、颈旁多见，皮损为风团样丘疹或红斑，颜色鲜红或紫暗，典型者中心部常发生重叠水疱，形成特殊的虹膜状。患者常有发热、关节疼痛等症状。

【证型】

一、辨证分型

按病程发展常分为两个证型：按中医辨证，局部红肿，有红斑或水疱，麻痒，刺痛，形寒肢冷，喜暖怕冷；舌淡紫或夹紫斑，脉沉细，是寒凝经脉。局部红肿，灼热疼痛，创面溃烂，脓水淋漓，甚则筋骨暴露，或患处暗红微肿，破流黄水，发热口干，便秘溲赤；舌暗红，苔黄，脉数，是瘀滞化热。

二、证型辨识

1. 发病初期，双手、面颊及耳郭等暴露部位皮肤出现冰凉、暗红、硬结，局部麻木、疼痛或刺痒感，乃寒主收引，以致局部气血凝滞，阳气失其温煦作用所致。有红斑或大小不等的水疱，肿胀应考虑为寒湿内侵或局部气血结涩，不复流通而致水湿停聚之兆。患者同时可见形寒肢冷、喜暖，舌淡紫或夹紫斑，脉沉细，均为一派寒凝经脉之象。

2. 若局部病灶伴有感染，则会出现局部红肿，灼热疼痛，创面溃烂，脓水淋漓，甚则筋骨暴露，或患处暗红微肿，破流黄水，此乃瘀滞化热生毒。发热口干，便秘溲赤；舌暗红、苔黄、脉数与局部症状相一致，同样提示为热毒之象。

【辨证要点】

本病具有较明显的特点，一般遵循该疾病病程的发展规律，紧扣局部和全身临床表现来进行辨证分型，明确疾病所处的病程阶段，把握审证求因、审因论治的中医思想即可。

【处方思路与方法技巧】

一、治疗原则

本病一般采用内外结合的方法进行治疗。中医治疗早期多采用温阳散寒、活血通络法，后期则清热解毒、活血止痛。温通散寒、补阳活脉是为基本治则。

二、分证论治

1. 内治

（1）寒凝经脉证，治宜温阳散寒、活血通络；方用当归四逆汤加减。若硬结疼痛感显著，可合用阳和汤。发于上肢，加桑枝、姜黄；发于下肢，加川牛膝、独活。

（2）瘀滞化热证，治宜清热解毒、活血止痛；方用四妙勇安汤加减。疼痛，加延胡索、炙乳香、炙没药；筋骨裸露，加白毛夏枯草、生黄芪。

2. 外治

（1）局部可选用 10％胡椒酒精、红灵酒或生姜辣椒酊轻揉按摩患处，每天 2～3 次。

（2）冻疮膏或阳和解凝膏外涂患处。

（3）芫花、甘草各 15 g，煎水洗浴患处，每天 3 次。

（4）水疱的处理：局部消毒后，采用无菌注射器抽出液体，或用无菌剪刀在水疱低位剪个小口，以排出疱液。外涂冻疮膏、红油膏或生肌玉红膏等。

【临证处方变化】

如病情进一步发展，患者出现局部皮温降低，试验知觉迟钝或消失，时有寒战，四肢厥冷，感觉麻木，幻觉幻视，意识模糊，蜷卧嗜睡，呼吸微弱，甚至神志不清，舌淡紫，苔白，脉微欲绝。实验室检查，ECG 示心律失常，常见心室纤颤；肾功能损害时，血肌酐、尿素氮可有不同程度的升高；发生肺水肿或呼吸衰竭时可有血气变化。此为寒盛阳衰，阴闭阳绝之危证，治疗应采取全身治疗为主,立即进行急救措施。中医内治宜回阳救逆,散寒通脉。方选四逆加人参汤或参附汤加味。

如见神疲体倦,气短懒言,面色少华,疮面不敛,疮周暗红漫肿,麻木,舌淡苔白,脉细弱或虚大无力。实验室检查血常规提示轻、中度贫血,生化示总蛋白和白蛋白减低者,病机可概括为气血两虚、瘀阻血脉。治疗方面宜采取中医辨证,结合全身营养支持治疗。中医治法为益气养血,祛瘀通脉,方选人参养荣汤加减。

【预后与转归】

本病一般分为两大类:一类称为非冻结性冷伤,是由 10 ℃以下至冰点以上的低温加以潮湿条件所造成,如冻疮、战壕足、浸渍足等;另一类称冻结性冷伤,由冰点以下的低温造成,分局部冻伤或全身冻伤(冻僵),大多发生于意外事故或战时,可导致多脏器功能不全而致死。

局部冻伤可分为四度:

一度冻伤最轻,亦即常见的"冻疮",受损在表皮层,受冻部位皮肤红肿充血,自觉热、痒、灼痛,症状在数日后消失,愈后除有表皮脱落外,不留瘢痕。

二度冻伤伤及真皮浅层,伤后除红肿外,伴有水泡,泡内可为血性液,深部可出现水肿,剧痛,皮肤感觉迟钝。

三度冻伤伤及皮肤全层,出现黑色或紫褐色,痛感觉丧失。伤后不易愈合,除遗有瘢痕外,可有长期感觉过敏或疼痛。

四度冻伤伤及皮肤、皮下组织、肌肉甚至骨头,可出现坏死,感觉丧失,愈后可有瘢痕形成。

一般本病预防包括普及预防知识,加强抗寒锻炼,配备相应的防寒装备外,个人需注意防寒、防湿、防静,适当活动,避免久站或蹲地不动。此外,注意补充摄入高热量食物。发生冻疮者,防止搔抓溃破合并感染。

第二节　烧伤

烧伤是指人体受到热力(火焰、灼热的气体、液体或固体)、电能、化学物质、放射线等而引起的局部性或全身性的病证。本病由火热之邪所致;病位轻在肌表、重在脏腑。病理特点为热毒伤津,或内攻脏腑为主;病理性质多为实或虚实夹杂。辨证当根据其临床特点分清病情轻重。治疗以清热解毒、益气养阴治则。西医学亦称烧伤。

【诊断】

一、诊断要点

1. 患者有接触热力环境病史。

2. 烧伤面积的估算

(1) 手掌法:伤员本人五指并拢时,一只手掌的面积约占体表面积的 1%。此法常用于小面积或散在烧伤的计算。

(2) 中国九分法:将全身体表面积分为 11 个 9% 等份,另加1%。具体为头颈部为 9%,双上肢为 2×9%,躯干前后包括外阴部为 3×9%,双下肢包括臀部为 5×9%+1%。

(3) 儿童烧伤面积计算法:小儿的躯干和双上肢的体表面积所占百分比与成人相似。其特点是:头大下肢小,随着年龄的增长,其比例也不同。计算公式为:头颈部面积百分比＝[9＋(12－年龄)]%;双下肢面积百分比＝[46－(12－年龄)]%。

3. 烧伤深度的识别

一般采用三度四分法,即分为Ⅰ度、Ⅱ度(又分为浅Ⅱ度、深Ⅱ度)和Ⅲ度烧伤。烧伤的深度可因时间、条件而继续发展,如在烧伤后 48 小时左右,Ⅰ度烧伤可因组织反应继续进行而转变为Ⅱ度;深Ⅱ度烧伤处理不当可变为Ⅲ度。因此,在烧伤 48 小时后和创面愈合过程中,应分别对损伤深度重新复核评判。

（1）Ⅰ度烧伤：称红斑性烧伤，仅伤及表皮浅层——角质层、透明层、颗粒层或伤及棘状层，但生发层健在。局部发红，微肿、灼痛、无水疱。2～3天内痊愈、脱细屑、不留瘢痕。

（2）Ⅱ度烧伤：又称水疱性烧伤。

浅Ⅱ度：毁及部分生发层或真皮乳头层。伤区红、肿、剧痛，出现水疱或表皮与真皮分离，内含血浆样黄色液体，水疱去除后创面鲜红、湿润，疼痛更剧，渗出多。如无感染，8～14天愈合。其上皮再生依靠残留的生发层或毛囊上皮细胞，愈合后短期内可见痕迹或色素沉着，但不留瘢痕。

深Ⅱ度：除表皮、全部真皮乳头层烧毁外，真皮网状层部分受累，位于真皮深层的毛囊及汗腺尚有活力。水疱皮破裂或去除腐皮后，创面呈白中透红，红白相间或可见细小栓塞的血管网、创面渗出多、水肿明显，痛觉迟钝，拔毛试验微痛。创面愈合需要经过坏死组织清除、脱落或痂皮下愈合的过程。由残存的毛囊，汗腺水上皮细胞逐步生长使创面上皮化，一般需要18～24天愈合，可遗留瘢痕增生及挛缩畸形。

（3）Ⅲ度烧伤：又称焦痂性烧伤。皮肤表皮及真皮全层被毁，深达皮下组织，甚至肌肉、骨骼亦损伤。创面上形成的一层坏死组织称为焦痂，呈苍白色，黄白色、焦黄或焦黑色，干燥坚硬的焦痂可呈皮革样，焦痂上可见到已栓塞的皮下静脉网呈树枝状，创面痛觉消失，拔毛试验易拔出而不感疼痛。烫伤的Ⅲ度创面可呈苍白而潮湿。在伤后2～4周焦痂溶解脱落，形成肉芽创面，面积较大的多需植皮方可愈合，且常遗留瘢痕挛缩畸形。

4. 烧伤程度分类

（1）成人烧伤严重程度分类

① 轻度烧伤：总面积在10％以下的Ⅱ度烧伤。

② 中度烧伤：总面积在11％～30％或Ⅲ度烧伤面积在10％以下的烧伤。

③ 重度烧伤：总面积在31％～50％之间或Ⅲ度烧伤面积在

11％～20％之间,或总面积不超过 31％,但有下列情况之一者:全身情况严重或有休克者,有复合伤或合并伤(如严重创伤、化学中毒等),有中、重度吸入性损伤者。

④ 特重烧伤:总面积在 50％以上或Ⅲ度烧伤面积在 20％以上者。

(2) 小儿烧伤严重程度和成人不同,分类如下。

① 轻度烧伤:总面积在 6％以下的Ⅱ度烧伤。

② 中度烧伤:总面积在 6％～15％的Ⅱ度烧伤或Ⅲ度烧伤面积在 5％以下的烧伤。

③ 重度烧伤:总面积在 16％～25％或Ⅲ度烧伤面积在 6％～10％之间的烧伤。

④ 特重度烧伤:总面积在 25％以上或Ⅲ度烧伤面积在 10％以上者。

5. 全身体征　主要出现于中度以上烧伤患者不同病程分期的表现,如休克期时有血压、神志、尿量等方面的改变;在感染期时有体温升高、创面感染等表现。

6. 实验室检查　轻度烧伤一般无明显实验室检查的异常。重度烧伤早期,可由于体液丢失,血液浓缩而发生红细胞计数、血红蛋白量和红细胞压积明显增高,尿比重增高;代谢性酸中毒时,可有血气变化和电解质紊乱;脓毒败血症时,血白细胞总数常在(10×10^9)～(25×10^9)/L 之间,中性粒细胞常达 85％以上,血培养阳性;脓液细菌培养及药敏实验有助于确定致病菌种类。

二、诊断技巧

此病诊断具有五个要点。① 接触热力环境史;② 烧伤面积的估算;③ 烧伤深度的识别;④ 烧伤程度的判别;⑤ 全身体征的改变。

三、鉴别诊断

本病主要根据接触热力环境及局部损伤的病史特点,诊断较为容易。

【证型】

一、辨证分型

按病程发展分为三个证型：

按中医辨证,局部红肿,有红斑或水泡,刺痛。发热,口干引饮,大便秘结,尿短而赤;苔黄或黄糙、舌质红干,脉洪数或弦细而数,是火毒伤津。局部红肿,有红斑或水泡,麻痒,刺痛,甚或局部蜡白焦黄、炭化。面色苍白,表情淡漠,或见神志恍惚,气息低促,四肢厥冷,汗出而黏,体温不升;舌质红绛或紫黯、光剥无苔或苔呈灰黑,脉微欲绝或虚大无力,是阴津耗伤,阴不系阳。若身热夜甚,躁动不安,口干唇焦,大便秘结,小便短赤;舌质红绛、苔焦干起刺,脉弦数,是火毒炽盛,内陷营血。

二、证型辨识

1. 热为阳邪,必耗伤阴津,证见口干引饮,大便秘结,尿短而赤;苔黄或黄糙、舌质红干,脉洪数或弦细而数。

2. 在火盛伤津基础之上,出现热深厥深、阴液涸竭、阳无所依,阴阳离决的危重证候。患者表现为面色苍白,表情淡漠,或见神志恍惚,气息低促,四肢厥冷,汗出而黏,体温不升;舌质红绛或紫黯、光剥无苔或苔呈灰黑,脉微欲绝,或虚大无力。

3. 火热蕴毒、溃蚀肌肤,而致毒热炽盛,内侵脏腑。患者往往表现为身热夜甚,躁动不安,口干唇焦,大便秘结,小便短赤;舌质红绛、苔焦干起刺,脉弦数。

【辨证要点】

本病具有较明显的临床特点,包括局部和全身体征两个方面。局部体征的意义在于通过观察烧伤部位的创面表现来断定烧伤面积、烧伤深度,并对烧伤的严重程度进行分类。全身体征则是针对中度以上烧伤而言,当然临床上还应注意有无复合伤(如骨折、挫裂伤、闭合性脏器损伤等)及严重并发症(如全身性感染、多脏器功能不全等)出现。

【处方思路与方法技巧】

一、治疗原则

本病治疗当根据具体病理特点和临床表现,分清病情的轻重,明确疾病所处的病程阶段,以清热解毒、益气养阴为则。小面积轻度烧伤时,可单用外治法;大面积重度烧伤时则必须内外兼治,采取中西医综合性治疗。

二、分证论治

1. 内治

(1)火热伤津证,治宜养阴清热;方用黄连解毒汤加减。若喘急、小便短赤,加淡竹叶、车前子;大便秘结,加生大黄、芒硝;口干,加沙参、石斛、生石膏。

(2)阴津耗伤,阴不系阳证,治宜扶阳救逆、益气护阴;方用参附汤合生脉散加减。冷汗淋漓,加煅龙骨、煅牡蛎;体温低于正常,脉微细、舌淡,加炒桂枝、炙甘草。

(3)火毒炽盛,内陷营血证,治宜清营凉血解毒;方用黄连解毒汤合犀角地黄汤加减。热毒传心,加服安宫牛黄丸或紫雪丹;热毒传肺,加桔梗、鱼腥草、桑白皮;血尿,加大蓟、小蓟、白茅根、琥珀粉;痉挛抽搐,加石决明、钩藤;呕血,加侧柏炭、茅根;便血,加地榆炭、槐花炭。

2. 外治 根据创面大小、感染性质的不同,采用不同的外用药。一般小面积感染创面可用黄连膏、红油膏、生肌玉红膏外敷;较大面积的感染创面如渗液较多,可选用2%黄柏液湿敷;痂下积脓者,则要尽快去痂引流,继用上述药液浸泡或湿敷。

【临证处方变化】

若局部体征为肉芽苍白,上皮难生,低热或不发热,形体消瘦,面色无华,神疲乏力,食欲不振;舌质淡胖、边有齿印,苔薄白,脉细数或濡缓者,多为疾病后期气血虚弱,治疗宜益气养血,方用八珍汤加减。气急喘息,可加磁石、麦冬、五味子或蛤蚧、胡桃仁。

或可见面色萎黄,肢软无力,嗳气呃逆,纳呆食少,腹胀便溏;舌质淡胖、光剥无苔或苔白,脉细弱者,多为脾胃虚弱,治疗宜健脾和胃,方用参苓白术散加减。呃逆嗳气,可加淡竹茹、制半夏;腹胀便溏,可加炒苡仁、白扁豆。

【预后与转归】

1. 轻度烧伤主要是针对创面的处理和防治局部感染;对大面积重度烧伤患者,应采取局部治疗和全身治疗并重的原则。

2. 烧伤后首先应着重防治低血容量性休克,尽快给予输液以恢复血容量,同时给予营养支持,维持酸碱平衡,纠正电解质紊乱。

3. 合理应用抗生素防治感染,应及早迅速使用。

4. 创面处理多采用暴露疗法,局部运用抗菌药物。Ⅲ度烧伤多早期行切痂植皮术。